U0397426

世图医学

 ®. Wolters Kluwer

韦斯特
West's
肺部病理生理学精要 (第九版)
Pulmonary Pathophysiology

The Essentials

万晓红

万林骏

主译

[美] 约翰 · B.韦斯特
John B. West

[美] 安德鲁 · M.路克斯
Andrew M. Luks

著

世界图书出版公司
WPC

图书在版编目（CIP）数据

韦斯特肺部病理生理学精要：第九版／（美）约翰
·B.韦斯特,（美）安德鲁·M.路克斯著；万晓红,万林
骏译.—上海：上海世界图书出版公司,2021.9
ISBN 978-7-5192-8708-5

Ⅰ.①韦…　Ⅱ.①约…　②安…　③万…　④万…　Ⅲ.
①肺疾病－病理生理学　Ⅳ.①R563.02

中国版本图书馆CIP数据核字（2021）第122212号

West's Pulmonary Pathophy, 9th Edition (9781496339447)

本书提供了药物的适应证、不良反应和剂量疗程，可以根据实际情况进行调整。读者须
阅读药品包括盒内的使用说明书，并遵照医嘱使用。本书的作者、编辑、出版者或发行者
对因使用本书信息所造成的错误、疏忽或任何后果不承担责任，对出版物的内容不做明
示的或隐含的保证。作者、编辑、出版者和发行者对由本书引起的任何人身伤害或财产
损害不承担任何责任。

书　　名	韦斯特肺部病理生理学精要（第九版）	
	Weisite Feibu Bingli Shenglixue Jingyao(Di-Jiu Ban)	
著　　者	［美］约翰·B.韦斯特　　［美］安德鲁·M.路克斯	
主　　译	万晓红　万林骏	
责任编辑	陈寅莹	
装帧设计	南京展望文化发展有限公司	
出版发行	上海世界图书出版公司	
地　　址	上海市广中路88号9-10楼	
邮　　编	200083	
网　　址	http://www.wpcsh.com	
经　　销	新华书店	
印　　刷	苏州彩易达包装制品有限公司	
开　　本	787 mm × 960 mm　1/16	
印　　张	16.25	
字　　数	250千字	
印　　数	1-1700	
版　　次	2021年9月第1版　　2021年9月第1次印刷	
版权登记	图字09-2019-522号	
书　　号	ISBN 978-7-5192-8708-5/R·593	
定　　价	230.00元	

译者名单

主　　译　万晓红　万林骏

副 主 译　岳锦熙　朱炜华　王　刚

译　　者（以姓名拼音为序）

黄云龙　李　晖　马敏慧　毛　海　万林骏

万晓红　王　刚　肖　璘　杨　阳　于晓帆

岳锦熙　朱炜华

审读者名单

迪奥尼西奥·阿科斯塔（Dionisio Acosta）
圣胡安 鲍蒂斯塔医学院
2017级
波多黎各 卡瓜斯

拉莎·艾哈迈德（Rasha Ahmed）
健康科学西部大学
2017级
加利福尼亚州 波莫纳

沙尔德·钱伯斯（Sharde Chambers）
罗兰大学骨科医学院
2017级
新泽西州 斯特拉特福德

莎拉·科拉尔（Sarah Corral）
奥克兰大学 威廉博蒙特医学院
2018级
密歇根州 罗切斯特

杰伊·迪安,博士（Jay Dean,PhD）
南佛罗里达大学 莫萨尼医学院 分子药理学和生理学系教授
佛罗里达州 坦帕

格利赛达·M.加拉扎·福图纳（Gliceida M. Galarza Fortuna）
伊比利亚大学 格拉尔扎分校
2017级
墨西哥

凯尔茜·希来（Kelsi Hirai）
夏威夷大学 约翰·伯恩斯医学院
2017级
夏威夷 檀香山

贾斯汀·莱特（Justin Lytle）
内华达州图罗大学
2018级
内华达州 亨德森

迈克尔·P.马代奥（Michael P. Madaio）
新英格兰大学 骨科医学院
2018级
缅因州 彼德福德

尼拉尔·帕特尔（Niral Patel）
伊利湖布雷登顿校区 骨科医学院
2018级
弗罗里达州 布雷登顿

罗伯特·R.普雷斯顿，博士（Robert R. Preston, PhD）
德雷克塞尔大学医学院
药理学和生理学系前副教授
宾夕法尼亚州 费城

萨基纳·威尔逊（Sakeina Wilson）
罗文骨科医学院
2017级
新泽西州 斯特拉特福德

埃里克·伍兹（Eric Woods）
西奈山伊坎医学院
2017级
纽约

序

临床病理生理学不是一门纯基础理论的学科,其内容主要涉及临床疾病的病理生理学,因而是属于病理生理学各论的范畴。在医疗实践中,临床医生如何用病理生理学的理论来诠释具体疾病的发生、发展规律,需要在实践中不断学习与磨练,才能对疾病有更正确、更全面的认识,使得对疾病的防治不断改进和完善。

本书紧紧围绕临床年轻医生的培养目标,在书中不仅充分体现基础理论、基础知识、基本技能,从肺的生理功能到常见肺部疾病和肺功能衰竭的病理过程及临床治疗原则进行简明扼要的讲解,还考虑到临床医生培养的特殊性,通过在每一章后设计临床案例和习题,旨在启发年轻医生思维空间,建立良好的临床思维能力。第九版《韦斯特肺部病理生理学精要》更富于启发性及适用性,适用于重症医学、呼吸病学、麻醉学、急诊医学等专业的医生,以及所有对肺部病理生理学感兴趣的医务人员和医学生。

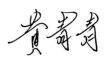

昆明医科大学第二附属医院
中华医学会重症医学终身成就奖获得者
2021 年 5 月

前言

这 本书是《韦斯特呼吸生理学精要》第十版的好搭档（威科，2016）。书中讲述了病变肺的功能，而不是正常肺的功能。本书于40年前首次出版，服务了多代学生，现已被翻译成多种语言，目前的第九版有很多扩展内容。最重要的是，安德鲁·M.路克斯成为了这本书的合著者。路克斯博士在加州大学圣地亚哥分校医学院获得了博士学位。他现在在华盛顿大学医学院任教，在那里他享有优秀教师的声誉。他负责本书新版本中的许多重要变化，特别是一些临床案例、一些新的多项选择题和许多新的插图等。

现在每一章都增加了一个新的临床案例，强调了如何在临床实践中运用本章节所讲述的病理生理学知识。在案例的结尾还留下了几个问题，这些问题的答案在附录中。另外，还新增了30多个美国医师执照考试格式的多项选择题。这些问题是有其临床取向的，目的是想要检验读者是否对某个主题有着深入的理解，而不仅仅是简单的内容回顾。另外，本书中的插图有了很大的扩展，新增加了8张X线图像和CT图像，以及彩色病理组织切片，这些内容由华盛顿大学医学院的科琳娜·弗利克斯博士和美世大学医学院的爱德华·克拉特博士慷慨地提供给我们。这本书的内容在许多领域都有更新，特别是在关于现代治疗的部分。

由于以上这些新增内容，本书的篇幅较前有所增加，但其主要目的并没有改变，和以前一样，它仍是作为医学生第二年或以后的学习中的入门课本。然而，对于越来越多的医生（如麻醉医师和心脏病学家）以及其他的医务人员（包括重症监护室护士、呼吸治疗师）等来说，对疾病中呼吸功能的简明、充分的描述是有用的。

如对书中的内容或错误给出宝贵的意见，作者将不胜感激，我们将会回复关于这些问题的电子邮件。

约翰·B.韦斯特，jwest@ucsd.edu

安德鲁·M.路克斯，aluks@u.whington.edu

致 R. B. W.

——约翰·B.韦斯特

致我所有的学生

——安德鲁·M.路克斯

目录

第二部分 病变肺功能

第三部分　衰竭肺的功能

第一部分

肺功能检查及其意义

我们通过肺功能检查来了解病变肺如何进行工作。因此,第一部分专门介绍最重要的检查及其说明。假定读者熟悉本书姊妹篇《韦斯特呼吸生理学精要》第十版(West JB,Luks AM,宾夕法尼亚州费城:威科集团,2016年)所包含的肺部基本生理学。

肺通气

第一章

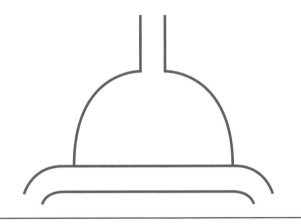

肺功能的最简单检查是用力呼气,它能提供大量信息,并且设备简单,计算简便。大多数肺部疾病患者的用力呼气量存在异常,并且常能从试验结果中获得有利于患者管理的信息。当需要对患者慢性呼吸困难进行评估时,该检查在初级保健机构具有很大的实用性。例如,常用于检测哮喘和慢性阻塞性肺疾病。本章还讨论了通气不均的简单检查。

通气量检查

用力呼气量

一秒钟用力呼气量（forced expiratory volume in one second，FEV₁）指一次完全吸气后用力呼气第一秒所呼出的气体量。**肺活量**是指一次完全吸气后可以呼出的**总气体量**。

这种测量方法简单、经典，参见图1.1所示。患者舒适地坐在低阻力的肺量计前。他或她最大限度地吸气，然后尽可能用力呼气。随着肺量计钟形物向上移动，描记笔向下移动，从而代表呼气量与时间的关系。图1.1所示的充满水肺量计现在很少使用，已被电子肺量计所取代，电子肺量计通常提供一个图表，与患者的病历一起存档。

图1.2A显示正常的肺功能曲线。1秒内呼出的气体容积为4.0 L，总呼气容积是5.0 L。因此，这两个容积分别代表一秒钟用力呼气量（FEV₁）和肺活量。用力呼气时测得的肺活量可能小于呼气较慢时测得的肺活量，因此通常使用术语**用力肺活量**（forced vital copacity，FVC）。

这些被报告的数值可以是绝对值，也可以是相同年龄、性别和身高人群

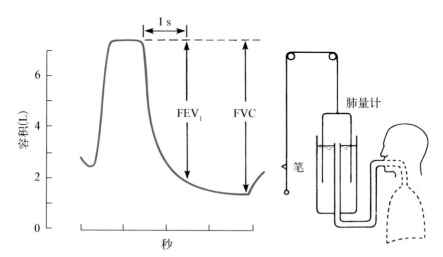

图1.1　一秒钟用力呼气量（FEV₁）和用力肺活量（FVC）的测量

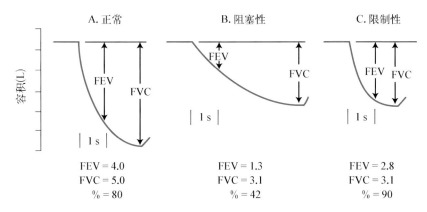

图1.2　正常、阻塞性和限制性用力呼气模式

预计值的百分比。

此外还要报告FEV_1与FVC比值（FEV_1/FVC），正常值约为80%，并随年龄的增长而降低（正常值见附录1）。各种组织提出的专家指南给出了FEV_1/FVC比值正常下限的更精确的定义，但80%的临界值对于初学的学生来说是一个有用的阈值。

FEV可以在其他时间进行测量，例如2秒或3秒，但是1秒值是最有用的。省略下标时，就是1秒值。

图1.2B所示的呼气曲线模式来自慢性阻塞性肺部疾病（chronic obstructine pulmonary disease，COPD）患者。值得注意的是，呼气速率明显下降，第一秒呼气容积仅有1.3 L。另外，总呼气量仅有3.1 L。FEV_1/FVC减少至42%。这些图形是典型的**阻塞性**模式。

与之形成对照的是图1.2C，来自肺纤维化患者的呼吸曲线。这里的肺活量减少至3.1 L，但是大部分（90%）的气体是在第一秒被呼出。这个图形提示**限制性**疾病。请注意，这些示例中的具体数值是为了说明目的而插入的，并且在患者之间会有所不同，但是每一类疾病患者之间的总体模式将保持不变。

具体检查时，患者应脱下紧身衣物，吹气口高度适合。一般情况下允许两次练习，然后记录3次良好的测试结果，并在其中选取最高的FEV_1和FVC。所测得的容积应转换为体温和压力下数值（参见附录1）。

该检查常用于评估支气管扩张剂的疗效。如果怀疑是可逆性气道阻塞,应在给药前和给药后分别进行检查(例如,使用雾化器或定量吸入器吸入沙丁胺醇)。支气管痉挛患者给药后FEV_1和FVC通常会升高。

用力呼气流量

该数值是根据用力呼气计算得出,详见图1.3。总呼气的中间50%(按容积)被标记出来,并测量其持续时间。$FEF_{25\% \sim 75\%}$是通过以升为单位的容积除以以秒为单位的时间。

阻塞性肺疾病患者,$FEF_{25\% \sim 75\%}$和FEV_1有密切相关性。$FEF_{25\% \sim 75\%}$的变化通常更为显著,但正常值的范围更大。

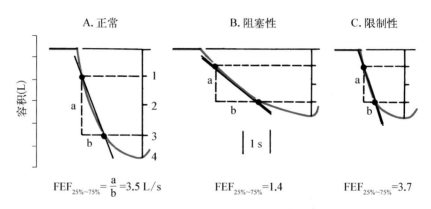

图1.3 用力呼气流量($FEF_{25\% \sim 75\%}$)计算

FEV_1和 FVC

第一秒用力呼气量和用力肺活量是:

- 一个简单的检查
- 可提供较多信息
- 在许多肺部疾病中出现异常
- 在评价疾病进展方面有价值

用力呼气检查的说明

在某些方面，胸廓和肺可以被认为是一个简单的空气泵（图1.4）。这种泵的输出取决于气缸的工作容积、气道阻力和作用在活塞上的力。正如我们现在所看到的，最后一个因素在用力呼气中相对不重要。

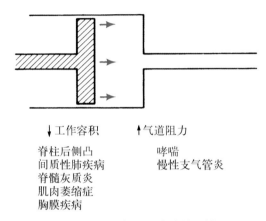

↓工作容积 ↑气道阻力

脊柱后侧凸 哮喘
间质性肺疾病 慢性支气管炎
脊髓灰质炎
肌肉萎缩症
胸膜疾病

图1.4 影响通气量因素的简易模型
工作容积减少可能因胸壁、肺实质、呼吸肌和胸膜疾病而减少。而哮喘和支气管炎会使气道阻力升高

肺活量（或者用力肺活量）是衡量工作容积的指标，它的任何减少都会影响通气量。工作容积减少的原因包括胸廓疾病，例如脊柱后侧凸、强直性脊柱炎和急性损伤；影响呼吸肌或肌肉本身神经供应的疾病，例如脊髓灰质炎和肌肉萎缩症；胸膜腔异常，例如气胸和胸膜增厚；肺部疾病，例如纤维化，会降低其膨胀性；占位性病变，例如囊肿；或肺血容量增加，如左心衰竭。此外，气道疾病会导致气道在呼气时过早关闭，从而限制了呼气量。这存在于哮喘和慢性支气管炎。

用力呼气量（及其相关指数，例如$FEF_{25\%\sim75\%}$）在用力呼气时受气道阻力的影响。任何阻力的增加都会降低通气量。支气管收缩的原因包括，例如哮喘或吸入刺激性物质如香烟烟雾后；气道结构改变，例如慢性支气管炎；气道内阻塞，例如吸入异物或支气管分泌物过多；肺实质的破坏性过程，干扰了正常情况下保持气道开放的径向牵引。

图1.4中的简易模型介绍了限制病变肺通气量的因素,但需要对模型进行改进以获得更好的理解。例如气道实际上处在泵的内部,而不是外部,如图1.4所示。有用的附加信息来自流量—容积曲线。

呼气流量—容积曲线

如果我们在最大用力呼气时记录流速和容积,我们将获得如图1.5A所示的图形。流量—容积曲线的一个奇怪特征就是几乎不可能超出。例如,如果我们从缓慢呼气开始,然后尽最大努力,流速会增加至包络线但不会超出。很明显,某种非常强大的东西限制了给定容积下的最大流速。这个因素就是气道的动态压缩。

图1.5B所示的是典型的阻塞性和限制性肺疾病模式。在阻塞性疾病,例如慢性支气管炎和肺气肿,最大呼气通常在异常高的肺容积开始和结束,并且流速远低于正常值。此外,这一曲线可存在凹陷。相反的,限制性肺疾病患者,例如间质纤维化,该曲线是在低肺容积开始。与正常曲线相比,它们的流速包络线扁平,但如果流速与肺容积相关,则可以看到流速高于正常值(图1.5B)。请注意,图中显示的是绝对肺容积,虽然不能通过用力呼气获得。这需要对残气量进行额外的测量。

为了理解上述模式,要考虑气道内外的压力(图1.6)(参见《韦斯特呼吸生理学精要》第十版,第121页)。吸气之前(A),由于没有形成气流,口腔、

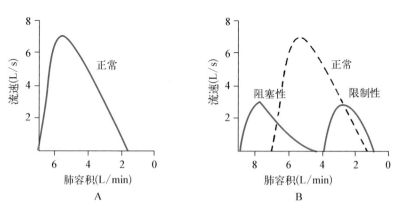

图1.5 呼气流量—容积曲线
A.正常模式;B.阻塞性和限制性模式

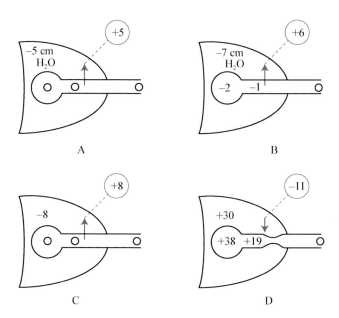

图1.6　用力呼气时气道动态压缩的说明示意图

A. 吸气前；B. 吸气时；C. 吸气结束；D. 用力呼气

气道和肺泡的压力等同于大气压。胸膜内压力比大气压力低5 cmH$_2$O，我们假设气道外部存在相同压力（尽管这过于简单）。因此，使气道扩张的压力差为5 cmH$_2$O。在吸气开始时（B），所有压力下降，保持气道开放的压力差增加到6 cmH$_2$O。吸气（C）结束时，此压力为8 cmH$_2$O。

在用力呼气早期（D），胸腔内和肺泡内压力明显上升。气道内某一点的压力增加，但由于气流引起的压力下降，气道压不如肺泡压力大。在此情况之下，存在11 cmH$_2$O的压力差，使得气道关闭。气道受压，流量取决于肺泡压和塌陷点处气道外压力的差值（Starling电阻效应）。请注意，此压力差（D图中为8 cmH$_2$O）是肺部静态回缩压，只取决于肺容积和顺应性，并独立于呼气努力。

接下来我们如何解释图1.5B中的异常模式呢？在慢性支气管炎和肺气肿患者中，与肺容积相关的低流速由几方面因素所导致。支气管炎可致气道壁增厚，腔内分泌物过多，两者均使气道阻力增加。由于肺组织的破坏，小气道的数量可能会减少。此外，因为弹性肺泡壁破裂，患者的静态回缩压可能减小（即使肺容积明显增加）。最后，由于肺泡壁的丧失，由周围软组织

气道动态压缩

- 用力呼气期间限制流速
- 流量与呼吸努力无关
- 部分COPD患者正常呼气时可能会限制流量
- 限制COPD患者运动的主要因素

牵引提供给气道的正常支持可能受损,因此气道更容易塌陷。这些因素将在第四章中更加详细地阐述。

间质纤维化患者与肺容积相关的流速正常(或增高),这是因为肺静态回缩压高,一定的肺容积下、气道口径可能正常(甚至增大)。然而,由于肺顺应性明显降低,容积非常小,因此绝对流速降低。这些变化将在第五章中进一步讨论。

这一分析表明,图1.4是一个过度简化的模型,一开始看起来很简单的FEV受到气道和肺实质的影响。因此,术语"阻塞性"和"限制性"隐藏了大量的病理生理学。

从流量—容积曲线区分气流阻力

当用力呼气时气道塌陷,流速取决于坍塌点的气道阻力(图1.7)。通过这一点后,气道的阻力就无关紧要了。气道塌陷发生在(或接近)气道压力等于胸腔压力的位置,即等压点。通常认为是用力呼气早期发生在肺叶支气管附近。然而,随着肺容积的减少和气道的狭窄,气道阻力增加。由此导

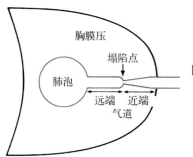

图 1.7　气道的动态压缩
当这种情况发生在用力呼气时,只有气道远端至塌陷点(上游段)的气道阻力决定流速。在用力肺活量测试的最后阶段,只有外周小气道位于塌陷点的远端,因此其可以决定流速

致压力损失更快,塌陷点移动到更远端的气道。因此,在用力呼气晚期,流量越来越取决于外周小气道的特性。

这些外周气道(直径小于 2 mm)正常情况下占气道总阻力的20%以下。因此,它们的变化难以发现,构成"沉默区"。但是,COPD早期的变化可能发生在这些小气道,因此,用力呼气晚期的最大流速通常用来反映外周气道阻力。

流量—容积曲线的最大流速

最大流速($\dot{V}max$)通常是在呼出肺活量的50%($\dot{V}max_{50\%}$)或75%($\dot{V}max_{70\%}$)后测量。图1.8显示了COPD患者检查中常见的异常气流模式。呼气时测量气流越晚,测量值越能反映出很小气道的阻力。一些研究结果显示,当用力呼气的其他指标正常时,诸如FEV_1或$FEF_{25\%\sim75\%}$,$\dot{V}max_{75\%}$可出现异常。

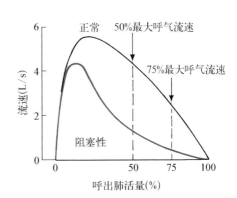

图1.8　COPD呼气流量—容积曲线示例
注意凹陷的外观。箭头显示呼出
50%和75%肺活量的最大呼气流速

呼气峰流速

呼气峰流速是指从肺总量开始的用力呼气期间的最大流速。它可以方便地利用价廉、便携的峰值流量计进行评估。测量值并不精确,并依赖于患者的呼气努力。然而,它是疾病随访的重要工具,特别是哮喘,患者可以很容易地在家或工作场所进行反复测量,并保存数据向医生展示。

吸气流量—容积曲线

吸气期间的流量—容积曲线也经常被测量。该曲线不受气道动态压缩的影响,因为吸气时的压力总是扩张支气管(图1.6)。然而,该曲线在检测上气道阻塞时很有用,由于最大流量受限,曲线变得扁平(图1.9)。其病因包括声门和气管狭窄,以及由于肿瘤压迫而导致的气管狭窄。固定(非可变)气道阻塞,呼气流量—容积曲线也是扁平的。

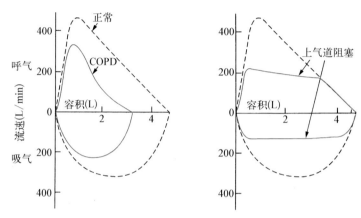

图1.9 呼气和吸气流量—容积曲线
正常人和COPD患者,吸气流速正常(或近似正常)。在固定上气道阻塞,吸气和呼气流速都降低了

通气不均检查

一次呼吸氮量试验

到目前为止所描述的检查是测量通气量的。一次呼吸氮量试验测量通气不均匀性。这个主题有点不同,但这里可以方便地进行描述。

假设患者吸入一个肺活量的氧气,达到肺总量,然后尽可能缓慢地呼气,直到残气量。如果我们用快速氮分析仪测量吹气口氮浓度,我们会记录一个如图1.10所示的模式。从图中可以识别出4个阶段,第一阶段非常短,从上呼吸道呼出纯氧,氮浓度为零。在第二阶段,随着解剖无效腔被肺泡气冲刷,氮浓度迅速上升。这个阶段也很短。

第三阶段由肺泡气体构成,正常受试者描记几乎是平的,有一个小的

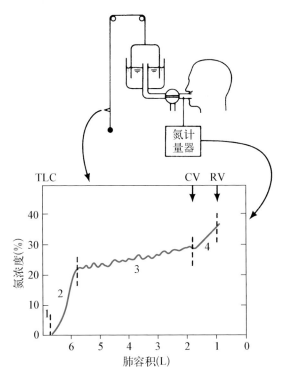

图1.10 检查通气不均的一次呼吸氮量试验
注意呼气过程中的4个阶段。TLC,肺总量;CV,闭合容积;RV,残气量

向上倾斜。这部分通常被称为肺泡平台。在通气不均患者中,第三阶段陡峭,坡度是衡量通气不均的一个指标。它表示为每升呼气容积的氮浓度增加百分比。在进行该试验时,呼气流速应不超过0.5 L/s,以减少结果的可变性。

第4阶段氮浓度升高的原因是肺的某些区域通气不良,因此接受相对较少的氧气。这些区域的氮浓度相对较高,因为稀释氮气的氧气更少。此外,这些通气不良的区域往往最后才会清空。

图1.11显示了导致通气不均的三种可能机制。图1.11A中,由于部分气道阻塞,该区域通气不良,并且由于高阻力,该区域排空较晚。实际上,这些区域的排空速度由其时间常数决定,时间常数由气道阻力(R)和顺应性(C)的乘积得出。时间常数(RC)越大,排空时间越长,这种机制被称为并联通气不均。

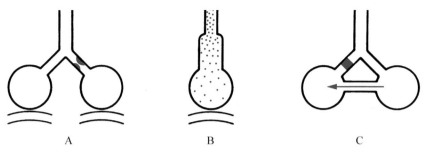

图1.11　通气不均的三种机制
并联通气不均（A），流向长时间常数区域的气流减少。串联通气不均（B），小气道扩张可能导致沿终末肺单位的不完全扩散。旁路通气（C）也可能引起串联通气不均。A. 并联；B. 串联；C.旁路

　　图1.11B所示的机制被称为串联通气不均。周围空间扩张导致了沿肺单位气道的通气差异。在这种情况下，我们应该记得，吸入气体通过对流到达终末细支气管，就像水流过软管一样，但它随后向肺泡的移动主要是通过在气道内扩散来完成的。通常，距离很短，气体浓度达到完全平衡可迅速完成。然而，如果小气道扩张，例如发生在腺泡中央型肺气肿（图4.4），大部分远端气道的吸入气体浓度可能保持较低水平。同样，这些通气不良的区域最后才被清空。

　　图1.11C示串联通气不均的另一种形式，当某些肺单位接受了来自邻近肺单位的吸入气而不是大气道的气体。这就是所谓的旁路通气，似乎是COPD和哮喘中的重要过程。

通气不均

- 存在于多数肺部疾病患者
- 导致气体交换受损的重要因素
- 可方便地通过一次呼吸氮量试验进行测量

　　并联和串联通气不均的相对重要性仍存在不确定性。很可能这两种情况在正常通气人群作用很小，而在阻塞性肺疾病患者的作用程度要大得多。不管是什么机制，一次呼吸氮量试验是一种简单、快速、可靠的测量肺部不

均匀通气程度的方法。在大多数阻塞性和限制性肺疾病中,这种通气不均的情况都会增加(见第四章和第五章)。

闭合容积

如图1.10所示,在呼气末氮浓度突然升高,是气道关闭或第4阶段的信号。第4阶段开始的肺容积即称为**闭合容积**,闭合容积加上残气量称为**闭合容量**。实际上,通过绘制一条穿过肺泡平台(第3阶段)的直线,并注意这条线上氮示踪最后的起点,即可得出第4阶段的开始。

遗憾的是,第3阶段和第4阶段的结合点很少像图1.10所示的那样明确,当患者重复检查时,这个容积有很大的变化。这种测试在少数疾病最有用,因为严重疾病状态会使氮示踪失真,以至于无法确定闭合容积。

出现第4阶段的机制尚不清楚,但普遍认为是由于肺底部小气道的关闭。在吸入氧气前的残气量中,整个肺的氮浓度几乎是均匀的,但直立受试者的基底肺泡氮浓度比肺尖肺泡小得多,这是由于肺因重量而变形。肺基底部被压缩得如此明显,以致呼吸性细支气管区域的小气道关闭。然而,肺活量吸气结束时,所有肺泡的大小大致相同。因此,通过呼吸氧气,肺底部较顶部氮气被稀释得更多。

在随后的呼气过程中,上部和下部区域同时排空,呼出氮浓度几乎恒定(图1.10)。然而,当所属气道开始关闭时,上部区域较高的氮浓度优先影响呼出氮浓度,导致浓度急剧上升。此外,随着气道向上关闭,呼出的氮逐渐增加。

一些研究表明,闭合容积在失重状态和重力状态下是相同的。这一发现表明,依赖肺的压迫并不总是闭合容积的形成机制。

气道闭合容积与年龄有关,在年轻正常受试者中只有肺活量的10%,但在65岁左右增加到40%(约为FRC)。有证据表明,该检查对少量疾病敏感。例如,表面上健康的吸烟者在通气量正常的情况下有时闭合容积会增加。

通气不均的其他检查

通气不均也可以通过吸氧时的多次呼吸氮冲洗来测量。利用放射性氙气可以确定通气分布的不均匀性。本章仅限于一次呼吸检查;其他测量方法见第三章。

早期气道病变的检查

本章所述的一些检查方法可用于鉴别早期气道疾病,这一点引起了人们的兴趣。一旦病人出现COPD的症状,已经造成了相当大的、不可逆转的实质损害。希望通过识别疾病早期阶段,可以延缓疾病进展,例如,通过患者停止吸烟。

在这本章中已经介绍的检查包括FEV_1、$FEF_{25\%\sim75\%}$、$\dot{V}max_{50\%}$、$\dot{V}max_{75\%}$和闭合容积。评估这些检查是困难的,因为需要前瞻性研究和大型对照组。显而易见,最初的FEV_1检查仍然是最可靠和最有价值的检查之一。虽然应该研究更复杂的检查,但测量FEV_1和FVC仍然是必须的。

核心概念

1. 一秒钟用力呼气量和用力肺活量是容易实施的检查,设备需要少,提供的信息多。
2. 气道动态压缩在COPD患者中常见,是致残的主要原因。
3. 小气道(直径小于2 mm)通常是早期气道疾病的发生地,但其变化不易察觉。
4. 通气不均在气道疾病中很常见,可以通过一次呼吸氮量试验进行检查。
5. 轻度气道疾病时闭合容积常增加,且随年龄增长而增加。

临床案例

名30岁男子诉呼吸困难进行性加重2周。患者已经不能在每天的跑步中保持同样的速度,并且当晚上平躺时,会感到症状加重。患者不吸烟,职业为软件设计师。其晚上睡觉时出汗比平时多,尽管没有改变饮食或体育活动,但体重减轻了约3 kg。体检听诊无哮鸣音,仰卧位进行心脏检查时,呼吸困难加重,恢复直立姿势时,呼吸困难缓解。肺活量测定结果如下:

临床案例(续)

参　数	预计值	支气管舒张剂前	占预计值百分比(%)	支气管舒张剂后	占预计值百分比(%)
FEV₁(L)	4.5	2.9	64	3.1	69
FVC(L)	5.2	4.2	81	4.2	81
FEV₁/FVC	0.87	0.69		0.74	

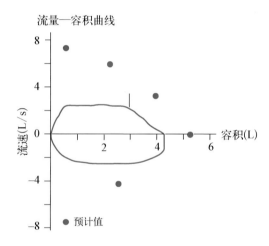

问题

- 你如何解释该患者的肺功能数值?
- 使用支气管扩张剂后,患者肺功能有什么变化吗?
- 针对病因来说,流量—容积曲线增加了哪些信息?

问题

对于每个问题,选择最佳答案。

1. 吸气流量—容积曲线对下列哪项最有价值:

   A. 发现固定的上呼吸道阻塞。

   B. 测量对支气管扩张剂的反应。

   C. 鉴别慢性支气管炎和肺气肿。

   D. 检测外周小气道阻力。

   E. 发现膈肌疲劳。

2. 关于一次呼吸氮量试验:

   A. 轻度COPD患者通常正常。

   B. 慢性支气管炎患者3阶段斜率增加。

   C. 在3阶段,通气良好的肺单位最后排空。

   D. 在正常人,最后呼出的气体来自肺底部。

   E. 呼气流速应尽可能快。

3. 通过一次呼吸氮量试验测量闭合容积:

   A. 随年龄增长而降低。

   B. 高重复性。

   C. 受外周小气道的影响。

   D. 对于严重肺疾病患者提供最多信息。

   E. 轻度COPD患者正常。

4. 一位72岁重度吸烟老年女性患者,诉呼吸困难、咳嗽咳痰加重9个月。肺活量测定显示FEV_1为1.1 L,FVC为2.8 L,FEV_1/FVC比值为0.39。以下哪种机制最能解释这些检查结果?

   A. 肺顺应性下降

   B. 气道动态压缩

   C. 气道径向牵引力增加

   D. 血气屏障厚度增加

   E. 膈肌虚弱

5. 一位61岁男性患者,30年吸烟史,诉呼吸困难、干咳进行性加重6个月。肺活量测定显示FEV_1为1.9 L,FVC为2.2 L,FEV_1/FVC比值为0.86。以下哪种疾病与本报告相符?

   A. 哮喘

   B. 慢性支气管炎

C. 慢性阻塞性肺疾病

D. 肺纤维化

E. 肺动脉高压

6. 一位41岁女性患者因呼吸困难而进行肺活量测定。她在第一次测试中没有全力以赴，被实验室技术人员要求重复第二次测试。如果她在第二次试验中做出了更好的努力，你希望在她的肺活量测定中看到以下哪项变化？

A. 肺活量下降

B. 流量—容积曲线呼气支扁平

C. 流量—容积曲线吸气支扁平

D. 呼气末呼气流量增加

E. 呼气峰流速

7. 一位57岁男性患者因劳累时出现慢性呼吸困难而接受肺活量测定。流量—容积环如下图所示。蓝点表示预计值。以下哪个因素可以解释流量—容积曲线的形状？

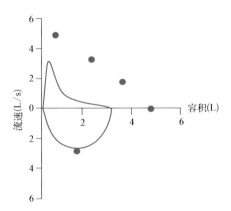

A. 肺实质纤维化

B. 气道径向牵引力增加

C. 弹性回缩增加

D. 气道分泌物增加

E. 肺毛细血管数量增加

气体交换

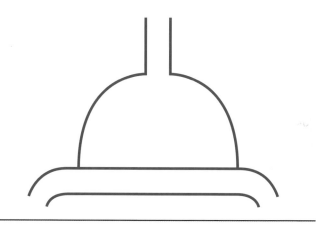

第一章介绍了最简单的肺功能检查：用力呼气。此外，我们还简要介绍了评估通气不均的一次呼吸氮量试验。在本章中，我们转向呼吸衰竭管理中最重要的测量：动脉血气。此外，还会讨论气体交换的另一种测试方法，即弥散量。

血气分析

动脉血氧分压(PO$_2$)

测量

了解急性病患者动脉血中的氧分压是非常必要的。使用现代血气电极,动脉PO$_2$的测量相对简单,在呼吸衰竭患者的管理中是必须的。

动脉血通常通过穿刺桡动脉或从留置的桡动脉导管中采集。PO$_2$是采用极谱法原理测量的,也就是说给电极施加一个小电压,测量其电流变化。

正常值

在海平面或海平面附近,年轻人的PO$_2$正常值平均约为90 ～ 95 mmHg,正常范围为85 ～ 100 mmHg。正常范围随年龄增长而不断下降,60岁时平均值约为85 mmHg。PO$_2$随年龄增长而下降的原因可能是通气–血流比例失调(详见本章后续内容)。

每当我们报告动脉PO$_2$时,我们都应该知道氧解离曲线。图2.1让我们想起了正常曲线上的两个定位点。其中一个是动脉血(PO$_2$,100;氧饱和度

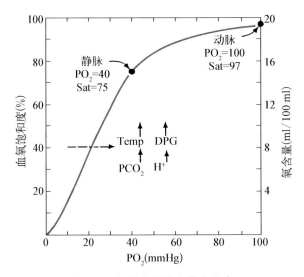

图2.1 氧解离曲线上的定位点
温度、PCO$_2$、H$^+$、2,3DPG升高,曲线右移。氧含量是基于血红蛋白浓度,14.5 g/100 mL

97%)和另一个是混合静脉血(PO₂40;氧饱和度75%)。我们还应该记得,氧分压大于60 mmHg,氧饱和度超过90%,此后的氧解离曲线相当平坦。随着温度、PCO₂和H⁺浓度的增加,曲线向右移动(这些都发生在肌肉锻炼时,增强氧的释放对于机体是有利的)。由于红细胞内2,3-二磷酸甘油酸(DPG)的增加,曲线也向右移动。2,3-DPG在库存血中耗尽,但在长期缺氧时增加。

低氧血症的原因

动脉血PO₂降低的4个主要原因:

1. 通气不足

2. 弥散障碍

3. 分流

4. 通气—血流比例失调

第五个原因是吸入PO₂降低,仅见于特殊环境,例如在高海拔地区或呼吸氧浓度低的混合气体。

通气不足

这意味着每单位时间进入肺泡的新鲜气体量减少(肺泡通气量)。如果静息状态下的耗氧量没有相应下降,低氧血症不可避免。通气不足常由肺外疾病引起,实际上肺部通常是正常的。

这里需要强调通气不足的两个主要生理特征。第一,它总是导致PCO₂升高,这是一个有价值的诊断特征。正常肺动脉PCO₂与肺泡通气水平的关系很简单,可由肺泡通气方程给出:

$$P_{CO_2} = \frac{\dot{V}_{CO_2}}{\dot{V}_A} \cdot K, \qquad (2.1)$$

$\dot{V}_{CO_2}$为二氧化碳呼出量,$\dot{V}_A$为肺泡通气量,K为常数。这就意味着,如果肺泡通气量减半,则PCO₂即会加倍。假如患者动脉PCO₂没有升高,那么就不属于通气不足。

第二,通过面罩供氧,增加吸入PO₂,可以很容易地消除低氧血症。从肺泡气体方程可以看出:

$$PAO_2 = PIO_2 - \frac{PACO_2}{R} + F \qquad (2.2)$$

其中，F是一个小修正系数，可以忽略不计。我们还假设肺泡和动脉的PCO_2值是相同的。该方程表明，如果动脉PCO_2（$PACO_2$）和呼吸交换率（R）保持不变（如果肺泡通气和代谢率保持不变，它们将保持不变），吸入氧分压（PIO_2）每升高1 mmHg，肺泡氧分压（PAO_2）就会相应升高。因为PIO_2增加几百毫米汞柱是很容易的，单纯低通气的低氧血症很容易消除。

同样重要的是要认识到动脉PO_2不能因单纯的低通气量下降到非常低的水平。参考方程式2.2，我们可以发现，如果R=1，PCO_2每升高1 mmHg，肺泡PO_2下降1 mmHg。这意味着严重的低通气量足以使PCO_2从40 mmHg增加到80 mmHg，而只会使$PACO_2$从100 mmHg降低到60 mmHg。如果R=0.8，则降幅更大，比如说，$PACO_2$降至50 mmHg。此外，动脉PO_2通常比肺泡值低几毫米汞柱。即使如此，动脉血氧饱和度也将接近80%（图2.2）。然而，这是严重的二氧化碳潴留，可能导致严重的呼吸性酸中毒，pH在7.2左右，这就是一个非常严重的患者！因此，低氧血症不是通气不足的主要特征。

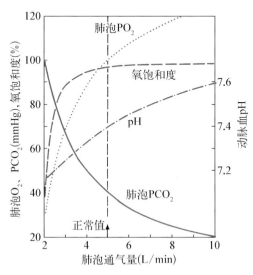

图2.2 通气不足时的气体交换
数值为近似值

　　导致通气不足的原因可见图2.3和表2.1，另外，通气不足也可见于一些伴嗜睡、红细胞增多和食欲亢进的重度肥胖的患者。在查尔斯·狄更斯的《匹克威克外传》中被称作"匹克威克综合征"，以胖男孩乔的名字而命名。该种通气不足的原因目前尚不清楚，但与肥胖相关的呼吸做功增加可能是一个因素，尽管有些患者可能还伴有中枢神经系统的异常。还有一种罕见的特发性通气不足，称为奥丁的诅咒（Ondine's curse）。（译者注：Ondine's curse综合征是中枢性睡眠呼吸暂停综合征的一种特殊类型，主要表现为睡眠状态时出现的二氧化碳潴留、低氧血症及呼吸暂停；其命名来源于德国的古老传说，女神Ondine的惩罚会在夜间降临到犯错人的身上）。

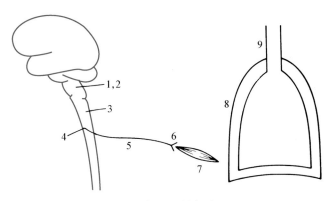

图2.3　通气不足的部分原因

弥散障碍

　　这意味着肺毛细血管血液中的PO_2和肺泡气体之间的平衡消失。图2.4提醒我们PO_2沿着肺毛细血管的时间过程。在正常的静息状态下，经过大约3/4 s总接触时间的1/3，毛细血管中PO_2就能几乎达到肺泡气PO_2水平。因此，有足够的时间储备。即使在剧烈的运动中，接触时间可能缩短到1/4 s，平衡总会出现。

　　然而，某些疾病状态下血气屏障增厚，弥散速度减慢，平衡可能不完全。图2.5所示的为肺间质纤维化患者的肺组织切片。请注意，正常情况下脆弱的肺泡壁明显增宽。在这样的肺里，我们预计到一个更慢的时间过程，如图

表2.1	通气不足的部分原因（图2.3）

1. 抑制呼吸中枢的药物（如巴比妥类和吗啡衍生物）
2. 髓质疾病［如脑炎、出血、肿瘤（罕见）］
3. 脊髓异常（如高位颈脊髓损伤）
4. 前角细胞病（如脊髓灰质炎）
5. 呼吸肌神经疾病（如格林—巴利综合征或白喉）
6. 肌神经接头疾病（如重症肌无力、胆碱酯酶抑制剂中毒）
7. 呼吸肌肉疾病（如杜氏肌营养不良）
8. 胸廓异常（如胸部变形）
9. 上气道阻塞（如肿大淋巴结压迫气管）

2.4所示。任何在静息状态下发生的低氧血症在运动时都会恶化，因为血液和气体之间的接触时间缩短。

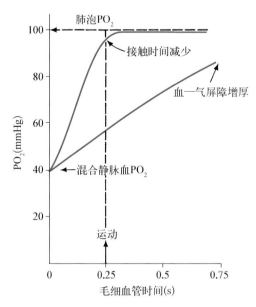

图2.4 肺毛细血管内PO₂的变化
在运动时，氧气通过血气屏障弥散的时间缩短。增厚的肺泡壁降低了弥散速度

　　引起弥散障碍的疾病会导致低氧血症,尤其是在运动时,包括石棉肺、结节病、弥漫性间质纤维化包括特发性肺纤维化(隐源性纤维化肺泡炎)和间质性肺炎,影响肺的结缔组织病包括硬皮病、类风湿肺、红斑狼疮、肉芽肿性多血管炎(也称为韦格纳肉芽肿)、肺出血肾炎综合征和原位腺癌。在上述情况下,肺泡气体向红细胞的弥散路径可能会增加,至少在肺的某些区域,氧合的时间过程可能受到影响,如图2.4所示。

　　然而,在这些疾病患者中,弥散障碍对动脉低氧血症的重要性比以前认为的要小。如前所强调的,正常肺有大量的弥散时间储备。此外,从图2.5可以看出,在这种异常结构的肺内,通气与血流之间能保持正常关系是难以置信的。我们很快就会发现,通气—血流比例失调是导致低氧血症的一个重要原因,它在这些患者中无疑是起作用的。因此,有多少低氧血症应归因于弥散障碍尚不清楚。显然,至少部分运动时低氧血症是由这种机制引起的(图5.6)。

　　低氧血症也可因气—血接触时间极度减少而引起。假设如此多的血流从肺的其他区域分流出去(如一个大的肺栓),毛细血管内氧合时间减少至

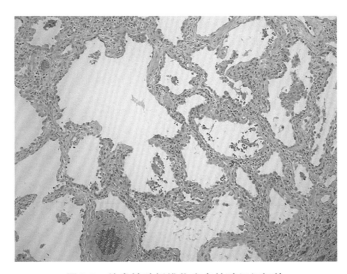

图2.5　特发性肺纤维化患者的肺组织切片

注意肺泡壁极度增厚,产生弥散障碍(对比图5.1、图5.3和图10.5)(图片由科琳·弗利格纳博士提供)

正常的1/10。如图2.4所示的低氧血症是不可避免的。

弥散障碍引起的低氧血症可以很容易地通过给患者吸入100%的氧气来纠正。结果PAO_2大幅度增加几百毫米汞柱,很容易克服血—气屏障增厚带来的弥散阻力增加。二氧化碳消除通常不受弥散异常的影响。大多数患有上述疾病的患者没有二氧化碳潴留。事实上,通常情况下,动脉PCO_2比正常值稍低,因为无论是低氧血症还是肺内受体都会带来过度通气。

分流

分流使部分血液不经肺通气区域直接进入动脉系统。肺内分流可由通常有遗传基础的动静脉畸形引起。此外,肺内存在没有通气但有血流的部分,例如实变的肺小叶,也会形成分流。可能有人认为,后一个例子只是通气—血流比例失调的一种极端情况,因此将由此引起的低氧血症纳入通气—血流比例失调的标题下更为合理。然而,在100%氧气呼吸过程中,分流可导致这种典型的气体交换模式,因此将未通气肺泡纳入在分流标题下是恰当的。急性呼吸窘迫综合征患者中常见到大量的分流(见第八章)。许多分流是肺外分流,包括先天性心脏病中通过房间隔或室间隔缺损或卵圆孔未闭而发生的分流。在这样的患者中,右心压力一定会升高,从而导致从右向左分流。

如果存在分流患者被给予纯氧呼吸,动脉PO_2不能上升到正常人吸纯氧应该达到的水平。图2.6显示,虽然末梢毛细血管PO_2可能与肺泡气一样高,但如果分流是混合静脉血,则分流血液的氧含量与静脉血一样低。当少量分流血进入动脉血中,氧含量降低。动脉PO_2大幅下降的原因,是由于氧解离曲线的上半部分非常平坦。因此,通过测量纯氧呼吸期间的动脉PO_2,可能发现少量分流。

只有分流才会如此,并具有实际重要性。对于其他3种低氧血症原因(通气不足、弥散障碍和通气—血流比例失调),健康受试者在100%氧气呼吸时,动脉PO_2几乎达到正常水平。在一些肺泡通气不良的患者中,这可能需要较长时间,因为氮气需要很长时间才能完全排出,PO_2缓慢才能达到最终水平。这可能也是慢性阻塞性肺疾病(COPD)患者100%氧气呼吸15 min后,动脉PO_2上升到400～500 mmHg的原因。

如果分流是由混合静脉血引起的,其分流量可由**分流方程**确定:

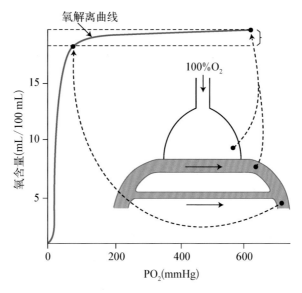

图2.6 在100%氧气呼吸过程中分流导致动脉PO₂下降

加入少量低氧浓度的分流血,可大大降低动脉血中的氧含量。这是因为当PO_2较高时,O_2的离解曲线是平坦的

$$\frac{\dot{Q}_S}{\dot{Q}_T} = \frac{C_{C'} - C_a}{C_{C'} - C_{\bar{V}}} \tag{2.3}$$

$\dot{Q}_S$为分流量,$\dot{Q}_T$为总血流量。$C_{C'}$、C_a、$C_{\bar{V}}$分别指终末毛细血管、动脉、混合静脉血的氧含量。假设肺泡气和血液完全平衡,根据肺泡PO_2计算终末毛细血管血的O_2浓度。混合静脉血从肺动脉导管取样。方程2.3中的分母也可以通过测量摄氧量和心输出量进行估计。

分流通常不会导致动脉PCO_2升高。这种上升的趋势通常被化学感受器所抵消,如果PCO_2增加,化学感受器会增加通气量。事实上,由于低氧的额外通气刺激,动脉的PCO_2常常低于正常值。

通气—血流比例失调

在这种情况下,肺的各个区域的通气和血流不匹配,结果是所有的气体转运都变得无效。这种低氧血症的机制极为常见;它是造成COPD、间质性肺疾病和血管疾病(如肺栓塞)低氧血症的最主要原因。通常需要排除引起低氧血症的其他3种原因即：即通气不足、弥散障碍和分流，来识别通气—血流比例失调。

所有的肺部都存在一定的通气—血流比例失调。在正常直立时，表现为区域性模式，通气—血流比值从肺尖到底部逐渐降低。但是如果肺部疾病发生和发展，我们会看到这种模式的混乱，直至最终在肺泡水平通气和血流正常关系被破坏。（关于通气—血流比例失调如何导致低氧血症的生理学讨论，请参见《韦斯特呼吸生理学精要》第十版，第70～82页）

有几个因素可以加重通气—血流比例失调带来的低氧血症。一种是伴随着低通气，例如严重的COPD患者过度镇静就可能发生。另一个经常被忽视的因素是心输出量的减少。这会导致混合静脉血中PO_2的下降，从而导致相同程度通气血流失调下动脉PO_2的下降。这种情况可见于心肌梗死伴轻度肺水肿的患者。

我们如何从动脉血气中评估通气—血流失调的严重性？首先，**动脉PO_2**是一个有用的指导。动脉PO_2 40 mmHg的患者比动脉PO_2 70 mmHg的患者可能有更多的通气—血流失调。然而，我们可能会被误导。例如，假设上述第一名患者通气量减少，结果肺泡PO_2下降了30 mmHg，从而拉低了动脉PO_2。在这种情况下，动脉PO_2本身就具有欺骗性。基于这个原因，我们经常计算**肺泡—动脉PO_2差**。

肺泡PO_2值应该是多少？图2.7所示，存在通气—血流比例（$\dot{V}_A/\dot{Q}$）失调

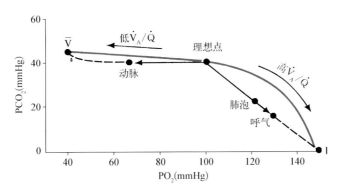

图2.7 混合静脉（$\overline{V}$），吸气（I），动脉，理想状态，肺泡和呼气的O_2–CO_2示意图
曲线表示所有肺单位不同通气—血流（$\dot{V}_A/\dot{Q}$）比值的PO_2和PCO_2（更多信息请参阅《韦斯特呼吸生理学精要》第十版，第70～78页）

的情况下,肺泡PO₂取值范围可能很广,从吸入气到混合静脉血不等。

一种解决方法是计算"理想肺泡PO₂"。这是肺在没有通气—血流失调和呼吸交换率一致的情况下所测得的数值。可由**肺泡气体方程**得出:

$$PAO_2 = PIO_2 - \frac{PACO_2}{R} + F \qquad (2.4)$$

利用全肺呼吸交换率R,假设动脉和肺泡的PCO₂相同(通常两者几乎相同)。因此,肺泡—动脉PO₂差考虑了通气不足或过度通气对动脉PO₂的影响,是一种更为纯粹的评估通气—血流失调的方法。其他指标包括生理无效腔和生理分流。(详细内容请参阅《韦斯特呼吸生理学精要》第十版,第187 ~ 189页)

利用一种基于消除溶液中注入外来气体的技术,可以获得更多关于肺通气—血流比例分布的信息。这里不再给出具体细节,有可能得出一个实际上连续分布的通气—血流比,这与六种气体消除的测量模式是一致的。图2.8显示了年轻正常志愿者的典型模式。可以看出,几乎所有的通气和血流都进入通气—血流比接近于正常值1的肺单位。正如我们将在第四章看到的,这种模式受到肺部疾病的严重干扰。

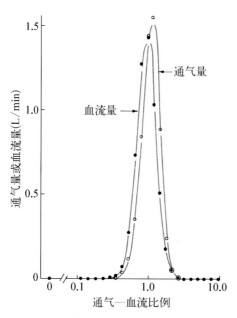

图2.8 采用多重惰性气体消除技术测得的年轻正常受试者通气—血流比分布
请注意,大多数的通气和血流都流向通气—血流比接近1的肺单位(源 自Wagner PD, Laravuso RB, Uhl RR, West JB. continuous distributions of ventilation-perfusion ratios in normal subjects breathing air and 100% O₂. J Clin Invest, 1974, 54: 54—68)

低氧血症的混合原因

混合性低氧血症很常见。例如,一位车祸后由于急性呼吸衰竭进行机械通气的患者,除了严重的通气—血流比失调外，可能存在流经未通气肺的较大分流（见图8.3）。同样，间质性肺疾病患者可能存在一定程度弥散障碍，但这肯定伴随着通气—血流比失调，也可能伴有分流（图5.7、图5.8）。以我们目前的知识水平，通常不可能准确地定义低氧血症的发生机制，尤其是对于重症患者。

间歇性低氧血症

虽然低氧血症在肺炎或急性呼吸窘迫综合征患者中可能持续数天到数周，或在一些COPD或肺纤维化患者中是一个永久性问题，但它也可能在持续时间少于1 min的反复短暂发作中出现。这种间歇性低氧血症最常见于睡眠呼吸紊乱的患者，其中主要有两种类型：① **中枢性睡眠呼吸暂停**，无呼吸努力；② **阻塞性睡眠呼吸暂停**，尽管呼吸肌肉活动，但没有气流。

中枢性睡眠呼吸暂停常发生在严重心力衰竭和各种形式中枢神经系统损伤的患者身上，在高海拔地区正常人群中也能发现。有一种特殊形式的中枢性睡眠呼吸暂停，称为Cheyne-Stokes呼吸，其有交替的呼吸周期，潮气量的增减呈渐强—渐弱的模式，以及呼吸暂停期。这被认为是由于睡眠中调节呼吸模式的反馈控制系统不稳定所造成。

阻塞性睡眠呼吸暂停是睡眠呼吸紊乱中更常见的模式。最初报告见于肥胖患者，但现在人们认识到这种情况并不局限于这一人群。气道阻塞可由舌后坠、咽壁塌陷、扁桃体或腺样体明显增大以及其他导致咽部狭窄的解剖学原因所引起。吸气时，气道内的压力下降，容易导致气道塌陷。经常会有响亮的鼾声，患者在呼吸暂停发作后可能会猛然醒来。慢性睡眠剥夺时有发生，患者可能会出现白天嗜睡、认知功能受损、慢性疲劳、晨间头痛以及诸如偏执、敌意和焦虑性抑郁等人格障碍。未经治疗的患者有心血管并发症的风险，如系统性高血压、冠心病和中风，这可能是由于呼吸暂停期间交感神经系统活动增加所致。在睡眠期间，通过全脸或鼻罩应用持续气道正压（CPAP）可以提高气道内的压力，起到气动夹板的作用。虽然这通常被认为是最有效的治疗方法，但有些患者无法忍受，可能需要手术治疗。

除了这些病理性的间歇性低氧血症，最近人们对缺血预处理的概念很感兴趣，即有意诱导短时间低氧血症，作为一种保护手段，以防止心肌梗死或由于外周血管疾病引起的急性肢体缺血而发生的缺血性损伤。

组织氧供

尽管动脉PO_2非常重要,但其他因素也会影响氧气向组织的输送。例如,对于血红蛋白为5 g/100 mL的患者,动脉PO_2降低明显比氧容量正常的患者更有害。向组织输送氧气取决于血氧含量、心输出量和血液向外周的分布。这些因素将在第九章进一步讨论。

动脉PCO_2

测量

PCO_2电极本质上是玻璃pH电极。它被碳酸氢盐缓冲液所包围,与血液通过一层薄膜分离,CO_2通过该薄膜扩散。CO_2改变了缓冲液的pH,可被电极测量,电极直接读出PCO_2。

正常值

动脉PCO_2正常值为37 ~ 43 mmHg,几乎不受年龄的影响。在剧烈运动后往往会下降,而在睡眠时则会略有上升。有时动脉穿刺获得的血样显示为30 mmHg左右。这可能是由于操作引起的急性过度通气,并且可以通过相应升高的pH来识别。

动脉PCO_2升高的原因

导致二氧化碳潴留的两个主要原因:通气不足和通气—血流比例失调。

通气不足

这一点在本章的前面已经有过详细的讨论,我们可以看到,通气不足必然会导致低氧血症和CO_2潴留,且后者更为重要(图2.3)。肺泡通气方程强调了通气量与肺泡PCO_2的反比关系。在正常肺,动脉的PCO_2与肺泡通气量密切相关。通过增加吸入氧分压可以很容易地缓解低通气性低氧血症,而CO_2潴留只能通过增加通气量进行治疗。这可能需要第十章所述的机械辅助。

$$PACO_2 = \frac{\dot{V}CO_2}{\dot{V}_A} \cdot K \tag{2.5}$$

通气—血流失调

尽管这一情况在早些时候被考虑过,但由于在这一领域经常出现混淆,通气—血流失调与CO_2潴留的关系值得进一步讨论。在此之前,有学者认为通气—血流失调并不会影响CO_2清除，因为过度通气的区域弥补了通气不足的区域。这是一个谬论，重要的是要认识到通气—血流失调会降低所有气体的转运效率，包括麻醉气体。

　　那么，对于慢性肺疾病和明确的通气—血流比失调患者来说，为什么他们的动脉PCO_2正常甚至偏低？图2.9解释了这一点。通气与血流之间的正常关系（A）被疾病扰乱，出现低氧血症和CO_2潴留（B）。然而，化学感受器对动脉PCO_2升高有反应，可提高肺泡通气量。其结果是动脉的PCO_2恢复到正常水平（C）。然而，尽管动脉PO_2在一定程度上由于通气量的增加而升高，但它并没有完全恢复正常。这可以应用氧解离曲线的形状进行解释，特别是对低通气—血流比肺单位动脉PO_2的强烈抑制作用。虽然高通气—血流比肺单位能有效地消除二氧化碳，但在吸收氧方面，它们几乎没有优势。最终结果就是动脉PCO_2有效地降低到正常值，但动脉PO_2的升高相对较少。

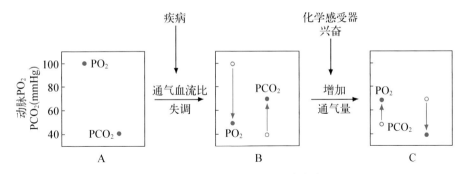

图2.9　通气—血流比例失调不同阶段的动脉PO_2和PCO_2
最初，PO_2的降低和PCO_2的升高是必然的。然而，当肺泡通气量增加，PCO_2恢复正常，但PO_2保持异常低。A.正常；B.CO_2潴留并低氧血症；C.CO_2正常并低氧血症

　　有些患者没有从B阶段过渡到C阶段，或者，在已经过渡之后又恢复到B期，并出现CO_2潴留。这是什么原因？一般来说，由于气道阻力大增，这些患者的呼吸功很高。显然，他们选择提高PCO_2，而不是消耗额外的能量来增加通气。有趣的是，如果让正常受试者通过细管呼吸，从而增加他们的呼吸功，他们的肺泡PCO_2通常会升高。

　　我们不完全理解为什么有些通气—血流失调的患者提高了他们的通气量，而有些则没有。正如我们将在第五章中看到的，许多肺气肿患者即使

在疾病晚期,其PCO_2也保持在正常水平。哮喘患者通常也会这样。这可能涉及肺泡通气量的大幅度增加。然而,其他患者,例如严重慢性支气管炎患者,通常PCO_2会在病程中更早地出现升高。这两类患者的中枢神经源性通气控制可能存在一些差异。

动脉血 pH

测量

动脉血pH通常与动脉PO_2和PCO_2一起使用玻璃电极测量。通过Henderson-Hasselbalch方程可以看出,pH与PCO_2和碳酸氢盐的浓度有关:

$$pH = pK + \log \frac{\left(HCO_3^- \right)}{0.03\, PCO_2} \tag{2.6}$$

pK=6.1,HCO_3^-为血浆碳酸氢盐浓度(单位 mmol/L),PCO_2单位为 mmHg。

酸中毒

酸中毒是指动脉pH下降或一种倾向于这样的过程。有时**酸血症**一词用来指血液中pH的真正下降。酸中毒可由呼吸或代谢异常或两者皆有而引起。

呼吸性酸中毒

这是由CO_2潴留引起的,CO_2潴留增加了 Henderson-Hasselbalch 方程中的分母,从而降低了pH。CO_2潴留的2种机制(通气不足和通气—血流失调)都可能导致呼吸性酸中毒。

鉴别急性和慢性CO_2潴留很重要。过量使用阿片类药物后的通气不足患者很可能会发生急性呼吸性酸中毒。碳酸氢盐浓度(Henderson-Hasselbalch 方程中的分子)几乎没有变化,因此随着PCO_2的升高,pH迅速下降。在这种情况下,碱剩余是正常的。通常情况下,PCO_2从40 mmHg增加1倍至80 mmHg,pH从7.4降低到7.2左右。

相比之下,由于慢性肺疾病引起的通气—血流失调,患者在数周内出现慢性CO_2潴留,其pH下降幅度更小。这是因为肾脏保留碳酸氢盐以应对肾小管细胞中PCO_2的上升,从而增加 Henderson-Hasselbalch 方程中的分子(代偿性呼吸性酸中毒）。在这种情况下，碱剩余增加（> 2 mEq/L）。

这些关系如图2.10所示。急性CO_2潴留引起的陡坡样线（A）和慢性高碳酸血症导致的小斜坡样线（B）形成鲜明对比。还应注意的是，急性通气不足患者的PCO_2维持在2天或3天以上，随着肾脏保存碳酸氢盐而向慢性线移动（A点到C点）。相反，长期CO_2潴留的COPD患者，若出现急性肺部感染，通气—血流比例将恶化，可能会从B点快速移动到C点，即平行于A线。但是，如果随后进行机械通气，他可能会回到B点，甚至更远的位置。

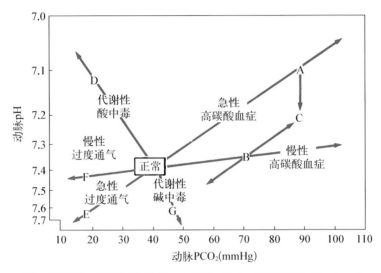

图2.10 不同类型酸碱紊乱时动脉pH-PCO_2的关系（调整自 Flenley Dc. another nonlogarithmic acid-base diagram? Lancet, 1971, 1: 961−965）

代谢性酸中毒

这是主要由 Henderson-Hasselbalch 方程的分子（HCO_3^-）的下降引起的，例如糖尿病酮症酸中毒。未补偿的代谢性酸中毒可由图2.10的垂直向上运动表示，但实际上，动脉pH的下降刺激外周化学感受器，增加通气量和降低PCO_2。因此，pH和PCO_2沿D线移动。

乳酸酸中毒是代谢性酸中毒的另一种形式，由于组织缺氧，这可能会使严重的急性呼吸衰竭或心力衰竭复杂化。如果这样的患者进行机械通气，当PCO_2恢复正常时，pH保持在7.4以下。

碱中毒

碱中毒（或碱血症）是由于动脉pH升高引起的。

呼吸性碱中毒

如图2.10中E线所示，在pH升高的急性过度通气中可以看到这种情况。如果维持过度通气，例如在高海拔地区，可看到代偿性呼吸碱中毒，随着肾脏排出碳酸氢盐，pH恢复正常，图2.10中从E点移动到F点。

代谢性碱中毒

如图2.10中G所示，当严重的长时间呕吐等疾病时，血浆碳酸氢盐浓度升高。通常情况下，没有呼吸补偿，但有时PCO_2略有升高。当长期肺部疾病、代偿性呼吸性酸中毒患者出现过度通气时也可产生代谢性碱中毒，PCO_2迅速达到40 mmHg水平（B点至G点）。

酸碱失衡的四种类型

$$pH = pK + \log \frac{(HCO_3^-)}{0.03\ PCO_2}$$

	原发	代偿
酸中毒		
呼吸性	$PCO_2 \uparrow$	$HCO_3^- \uparrow$
代谢性	$HCO_3^- \downarrow$	$PCO_2 \downarrow$
碱中毒		
呼吸性	$PCO_2 \downarrow$	$HCO_3^- \downarrow$
代谢性	$HCO_3^- \uparrow$	通常没有

弥散量

到目前为止，气体交换这一章内容一直致力于动脉血气及其意义。然而，这里可以方便地讨论另一种常见的气体交换测试—肺一氧化碳弥散量。

弥散量测量

测量弥散量(D_{CO})最常用的方法是一口呼吸法(图2.11)。患者呼吸0.3%一氧化碳和10%氦气,屏气10 s,然后呼气。前750 mL的呼出气因为无效腔干扰而被丢弃,下一升呼出气则被收集和分析。氦气表示吸入气体被肺泡气体稀释,从而产生初始肺泡PCO。假设在屏气过程中,CO从肺泡气体中流失并与PCO成比例,则弥散量则以每毫米汞柱肺泡PCO的每分钟CO吸收容积进行计算。

弥散量降低的原因

一氧化碳被用来测量弥散量,因为当它在低浓度下吸入时,肺毛细血管血液中的分压相对于肺泡值仍然非常低。因此,CO沿着毛细血管被血液吸收(对比图2.4所示的O_2时间过程)。CO的吸收取决于血气屏障的弥散特性和CO与血液的结合速率。

肺泡膜的弥散特性取决于其厚度和面积。因此,可使肺泡膜厚度增加的疾病引起弥散量降低,包括弥漫性间质纤维化、结节病和石棉肺(图2.5)。

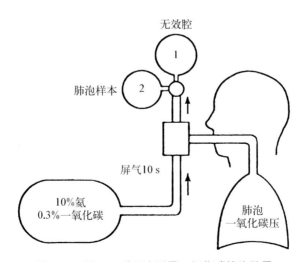

图2.11　用一口呼吸法测量一氧化碳的弥散量
受试者呼吸一次含0.3%CO和10%氦气的气体,屏气10 s,然后呼气。丢弃前750 mL,然后收集肺泡样本并进行分析

当血气屏障的表面积减少时弥散量也会减少,例如肺切除术。肺气肿时弥散量下降的部分原因是肺泡壁和毛细血管的丧失(见下文)。

当毛细血管中的红细胞数量减少时,CO与血液的结合速率降低。这存在于贫血和毛细血管血容量减少的疾病中,如肺栓塞。通过测量高和正常的肺泡PO_2,有可能区分膜和血液成分的弥散量(请参阅《韦斯特呼吸生理学精要》第十版,第34～37页)。

弥散量说明

许多弥散量测值低的患者,对其解释是不确定的。其原因在于通气、血流和弥散特性的不均一贯穿于病变肺。我们知道这样的肺往往排空不均匀(图1.11),因此分析1 L呼出气中的CO(图2.11)可能不能代表整个肺。

因此,弥散量有时被称为转移因子(特别是在欧洲),以强调它更多的是衡量肺转移气体到血液中的整体能力,而不是弥散特性的特定检查。尽管存在解释的不确定性,该检查在肺功能测试中有着明确的地位,并且经常用于评估肺部疾病的严重程度和类型。

一氧化碳弥散量降低的原因

血气屏障

间质性肺疾病增厚

肺气肿、肺切除术后面积缩小

毛细血管

肺栓塞血容量减少

贫血时红细胞浓度降低

核心概念

1. 动脉血气(PO_2, PCO_2, pH)的测量在现代设备条件下相对简单,在呼吸衰竭患者治疗中必不可少。

2. 低氧血症的四个原因是通气不足、弥散障碍、分流和通气—血流比例失调。其中最后一个是目前最常见的原因。

3. 通气—血流比例失调会干扰肺部全部气体的交换，包括O_2和CO_2。所有类似情况的患者动脉PO_2都降低，但是如果肺泡吸入气体量增加，PCO_2可能是正常的。

4. 酸碱平衡紊乱包括呼吸性或代谢性酸中毒以及呼吸性和（或）代谢性碱中毒。这些会导致pH，PCO_2和血浆碳酸氢盐的特征性变化。

5. 一氧化碳弥散量是气体经肺转移的一项有用检查。

临床案例

　　一名60岁妇女，有长期吸烟史，近期住宅周围山区的灌木丛火灾引起浓烟，诉呼吸困难、咳脓痰2天进入急诊科。2周前患者曾到呼吸门诊定期常规随访，当时并未出现上述症状，肺功能检查如下所示：

参　数	预计值	支气管舒张剂前	占预计值百分比（%）	支气管舒张剂后	变化（%）
FVC（L）	3.9	3.2	82	3.3	3
FEV_1（L）	3.1	1.3	42	1.4	8
FEV_1/FVC	0.79	0.41	51	0.38	48
TLC（L）	5.8	6.3	109	—	—
RV（L）	1.9	2.9	152	—	—
DLCO［mL/（min·mmHg）］	33.4	15.7	47	—	—

　　急诊科体格检查：体温37.5 ℃，心率105次/min，血压137/83 mmHg，呼吸24次/分，吸空气SpO_2 82%。检查时患者使用3～4个词的短句，并使用呼吸辅助肌肉；存在弥漫

临床案例（续）

性呼气哮鸣音和呼气相延长；胸部叩诊清音，吸气时膈肌偏移有限；胸片显示肺野大，半侧膈肌扁平，无局灶性渗出、积液或心脏肿大。未吸氧状态下血气分析如下所示：

pH	$PaCO_2$ （mmHg）	PaO_2 （mmHg）	HCO_3^- （mEq/L）
7.27	58	50	27

给予雾化支气管扩张剂和静脉注射皮质类固醇，以及面罩无创正压通气之后，患者呼吸困难缓解。

问题

- 如何将2周前门诊肺功能检查异常与急诊科的检查结果联系起来？
- 一氧化碳弥散量提供了患者肺功能的哪些信息？
- 如何解读该患者的血气分析结果？
- 患者在急诊科就诊时低氧血症的原因是什么？
- 进行无创通气后，你希望看到患者的$PaCO_2$出现什么变化？

问题

1. 在外周毛细血管中，给定的PO_2下，出现下列哪种情况可使更多的氧气从血液中释放到组织中：

A. 血液温度降低

B. PCO_2减少

C. 血液pH升高

D. 红细胞内的2,3-DPG浓度升高

E. 氢离子浓度降低

2. 一名患有慢性肺疾病的患者接受急诊手术。术后动脉PO_2、PCO_2和pH分别为50 mmHg、50 mmHg和7.2。如何最好地描述酸碱状态？

 A. 呼吸性酸中毒并代谢性酸中毒

 B. 失代偿性呼吸性酸中毒

 C. 代偿性呼吸性酸中毒

 D. 失代偿性代谢性酸中毒

 E. 代偿性代谢性酸中毒

3. 如果给予受试者100%氧气呼吸，以下哪种低氧血症机制会阻止动脉PO_2达到预期水平？

 A. 肺通气不足

 B. 弥散障碍

 C. 通气—血流比例失调

 D. 分流

 E. 高海拔地区居住

4. 在正常人身上，弥散量翻倍将会：

 A. 适度运动时PO_2会升高

 B. 增加麻醉过程中氟烷的摄入量

 C. 平静呼吸时，PCO_2下降

 D. 吸空气状态下增加静息摄氧量

 E. 在特高海拔地区增加最大摄氧量

5. 实验室提供了以下关于患者动脉血的报告：pH为7.25；PCO_2为32 mmHg；HCO_3^-浓度为25 mmol/L。您的结论是：

 A. 呼吸性碱中毒并代谢代偿

 B. 急性呼吸性酸中毒

 C. 代谢性酸中毒伴呼吸代偿

 D. 代谢性碱中毒并呼吸代偿

 E. 实验室测量错误

6. 一名56岁的妇女诉劳力性呼吸困难数月，肺功能测试显示FEV_1/FVC比值为0.83，TLC为预计值85%，一氧化碳弥散量预计值为53%。胸片显示心脏大小正常,无局灶性渗出或积液。CT肺血管造影显示没有肺栓塞的迹象。到目前为止,以下哪种诊断可以解释她的检查结果?

A. 哮喘

B. 慢性阻塞性肺疾病

C. 特发性肺纤维化

D. 缺铁性贫血

E. 结节病

7. 一名48岁男子因意识水平下降被送入急诊室。动脉血气显示pH 7.25,PCO_2 25,PAO_2 62和HCO_3^- 15。以下哪一项可以解释患者的血气异常?

A. 慢性阻塞性肺疾病急性加重

B. 糖尿病酮症酸中毒

C. 肠胃炎伴剧烈呕吐

D. 病态肥胖

E. 阿片类药物使用过量

8. 一名21岁的健康女子从利马(海平面)飞往秘鲁库斯科(海拔3 350 m)。抵达库斯科后,下列哪项可能立即发生?

A. 一氧化碳弥散量下降

B. 肺毛细血管内PaO_2下降

C. 通气不足

D. 分流增加($\dot{Q}s/\dot{Q}_T$)

E. 代谢性碱中毒

9. 以下哪一项可以解释右图中从A到B的变化?

A. 焦虑发作

B. COPD 急性加重

C. 格林–巴利综合征

D. 阿片类药物过量

E. 脊髓灰质炎

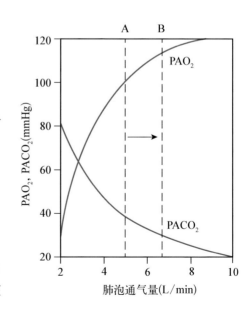

10. 一位患有慢性阻塞性肺病的61岁妇女,因呼吸困难伴咳嗽、咳

痰数天到位于海平面的医院就诊。胸片显示与肺气肿一致的改变，但没有局限性渗出。吸空气下动脉血气显示pH为7.41、$PACO_2$ 39、PAO_2 62和HCO_3^- 23。以下哪一项是她低氧血症的原因？

A. 弥散障碍

B. 通气不足

C. 低PIO_2

D. 通气—血流比例失调

E. 通气不足和通气—血流比例失调兼有

其他检查

第三章

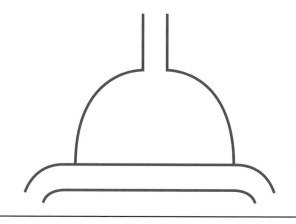

在第一章和第二章中,我们集中讨论了两种简单但有用的肺功能检查:用力呼气和动脉血气分析。在本章中,我们将简要地介绍一些其他的肺功能检查方法。在这些检查中,我们只讨论最有用的,并强调原则,而不是它们的使用细节。

静态肺容积

测量

在第一章（图1.1）中已经描述过使用简单的肺量计来测量肺活量。这个设备同样可以被用来测量潮气量、肺活量、补呼气量［功能残气量（FRC）减去残气量（RV）］。而残气量、功能残气量和肺总量则需要额外的测量。

FRC可以用人体体积描记仪测量，它本质上是一个患者坐在里面的密封大盒子（参见《韦斯特呼吸生理学精要》第十版，第17页）。吹气口被阻塞，并指示患者快速吸气。此时体积描记仪中的空气被轻微压缩，压力上升。应用波义耳定律，可以得到肺容积。另一种方法是使用氦稀释技术，在这种技术中，已知容积和氦浓度的肺量计与患者在封闭回路中连接。根据氦的稀释程度，可以计算出未知的肺容积。残气量可由FRC减去补呼气量而获得。

说明

FRC和RV通常在气道阻力增加的疾病中出现升高，例如肺气肿、慢性支气管炎和哮喘。事实上，RV升高曾一度被认为是肺气肿的一个基本特征。在这种情况下，因为气道闭合在异常高的肺容积，RV升高。

FRC和RV下降则常见于肺顺应性下降的患者，例如弥漫性间质纤维化。在这种情况下，患者肺部僵硬，并倾向于回缩至较小的静息容积。

如果同时应用体积描记仪和气体稀释技术测量FRC，对这两种结果的比较通常是有用的。体积描记仪方法可以测量肺内所有的气体。而稀释技术只能"看到"与口腔相通的肺区域。因此，气道闭合后方的区域（例如肺囊肿和肺大泡）会导致体积描记仪测值高于稀释技术。同样的差异也经常见于COPD患者，可能是因为某些区域的通气不足，在允许的时间内无法达到平衡。

肺弹性

测量

　　肺的压力—容积曲线需要结合气道和肺周围的压力(参见《韦斯特呼吸生理学精要》第十版,第111页)。食管压可以很好地评估后者。导管末端的小球经过鼻或嘴到达食管下段,当患者从肺总量(TLC)到RV以1 L的幅度呼气时,记录口腔和食管压力之间的差异。因此产生的压力—容积曲线不是线性的(图3.1),其斜率(即顺应性)的单一值可能会产生误导。在压力—容积曲线降支进行测量,可以获得FRC以上气体的顺应性。

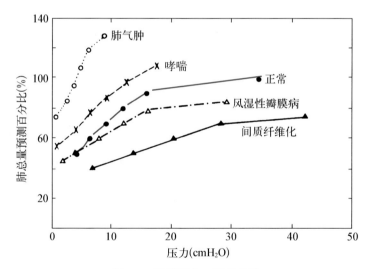

图3.1　肺的压力—容积曲线
注意肺气肿和哮喘(发作期)的曲线向上向左移动,而风湿性瓣膜病和间质纤维化的曲线则变平(源自Bates DV, Macklem PT, Christie RV. Respiratory Function in Disease. 2nd ed. Philadelphia, PA: WB Saunders, 1971)

　　压力—容积曲线纵轴通常使用TLC的预计百分比,而不是使用以升为单位的实际肺容量(图3.1)。这种方法考虑到体型的差异,并减少结果的可变性。

说明

肺气肿患者的弹性回缩力**减小**。图3.1显示,由于肺泡壁的破坏(也可参见图4.2、图4.3、图4.5)以及弹性组织随之出现的紊乱,压力—容积曲线向左移动,形成更陡的斜率。肺顺应性的改变不可逆。哮喘发作患者的压力—容积曲线通常也会向左移动,但在部分患者这种变化是可逆的。这种变化的原因尚不清楚。随着年龄的增长,肺组织弹性回缩力也会下降。

影响肺弹性的因素	
弹性回缩力减小	肺气肿
	部分哮喘患者
弹性回缩力增大	间质纤维化
	间质水肿

间质纤维化时肺部弹性回缩力**增大**,导致肺泡壁纤维组织沉积(图2.5、图5.3),从而降低肺的扩张性。在有肺毛细血管压力升高和间质水肿的风湿性心脏病患者中,弹性回缩力也倾向于增加。然而,请注意,压力—容积曲线的测量表现出相当大的可变性,图3.1所示的精确结果基于许多患者的平均值。

气道阻力

测量

气道阻力的测量方法是肺泡和口腔之间的压差除以流速。肺泡压只能间接测量:一种方法是用人体体积描记仪(参见《韦斯特呼吸生理学精要》第十版,第192页)。受试者坐在密封的盒子里,通过流量计呼吸。肺泡压力可以从体积描记仪的压力变化中推导出来,因为当肺泡气体被压缩时,体积描记仪中的气体容积略有增加,从而导致压力下降。该方法的优点是肺容积几乎可以同时测量。图3.2显示了吸烟对气道阻力的影响,这里用它的倒数传导率来表示。

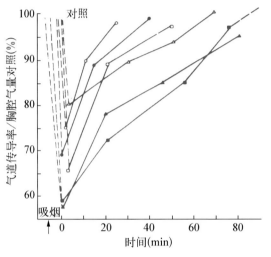

图3.2　**吸烟对人体体积描记仪测量气道传导率的影响**
纵坐标显示了与胸腔气量相关的传导率(源自 Nadel JA, Comroe Jr, JH. Acute effects of inhalation of cigarettesmoke on airway conductance. J Appl Physiol 1961; 16: 713−716)

说明

由于扩张的肺实质对气道壁产生牵引作用,肺容积的增加会降低气道阻力。因此,任何气道阻力的测量都必须与肺容积有关。注意,外周小气道通常对总阻力的影响很小,因为存在许多平行排列的小气道。为此,人们设计了一些特殊的检查来发现小气道的早期变化。这些变化包括流量—容积曲线后半段的流速(图1.8)和闭合容积(图1.10)。

影响气道阻力的因素	
阻力增大	慢性支气管炎
	哮喘
	肺气肿
	吸入刺激物(如香烟烟雾)
阻力减小	肺容积增加

慢性支气管炎和肺气肿患者气道阻力**增大**。慢性支气管炎时,典型的气道管腔分泌物过多,黏液腺增生水肿使管壁增厚(图4.6)。肺气肿时,由于肺泡壁的破坏,许多气道失去了周围组织的牵引(图4.1和图4.2)。因此,在安静呼吸时阻力可能不会增加太多(可能接近正常),但只要用力呼吸,动态压缩(图1.6)在呼气时会迅速出现,阻力显著上升。这类患者通常在呼气早期表现出相当高的流速,但是当流速受限时,它会突然下降到较低的值(图1.8中的流速—容积曲线)。在这种情况下的驱动压是肺的静态回缩力(图1.6),它在肺气肿时会降低(图3.1)。

支气管哮喘患者的气道阻力也会增加。这里的因素包括支气管平滑肌收缩和肥大,黏液分泌增加,气道壁水肿(图4.14)。哮喘发作期间气道阻力可能很高,尤其是与肺容积相关,而肺容积通常明显增加。β_2受体激动剂等支气管扩张药可降低阻力。即使在患者无症状的缓解期,气道阻力也经常升高。

气管阻塞增加气道阻力。这可能是由外部压迫引起的,例如,甲状腺肿大,或由瘢痕或肿瘤(固定阻塞)引起的内在狭窄。一个重要的特征是,气道阻塞通常在**吸气**时明显,可以在吸气流量—容积曲线中发现(图1.9)。此外,可能会存在喘鸣。

通气控制

测量

对二氧化碳的通气反应可以通过重复呼吸技术测量。一个小袋子装满混有6% ～ 7%二氧化碳的氧气,患者用袋子重复呼吸几分钟。由于组织产生二氧化碳,袋内PCO_2以4 ～ 6 mmHg/min的速率增加,因此,可以测量PCO_2每增加1 mmHg的通气量变化。

对缺氧的通气反应也可以用类似的方法来测量。在这种情况下,袋子里装满了24% O_2, 7% CO_2和氮气的混合物。在重复呼吸过程中,通过可变旁路和CO_2吸收器对PCO_2进行监测并保持恒定。随着氧气被吸收,通气量的增加与袋中和肺内的 PO_2 相关。

这两种技术都提供了关于 CO_2 或低氧血症的整体通气反应的信息，但它们不能区分是因中枢神经系统或神经肌肉功能不全引起的**不会**呼吸患者，还是因胸部或呼吸肌机械异常引起的**不能**呼吸患者。为了区分那些"**不会**"和"**不能**"呼吸患者，我们可以测量吸气期间所做的机械功。为此，记录潮气量、食管内压，获得压力—容积环的面积（参见《韦斯特呼吸生理学精要》第十版，第134—135页）。以这种方式记录的吸气功是衡量呼吸中枢神经输出的一种有效方法。

说明

CO_2 的通气反应还受到睡眠、麻醉药物和遗传因素的影响。一个重要的问题是，为什么有些慢性肺疾病患者会出现 CO_2 潴留，而另一些则不会。这种情况下，个体间 CO_2 通气反应存在相当大的差异，有人提出慢性呼吸疾病患者的病程可能与此有关。因此，对 PCO_2 升高反应强烈的患者可能呼吸困难更加明显，而那些反应微弱的患者可能允许 PCO_2 升高并最终死于呼吸衰竭。在一些病态肥胖的个体中也可以看到类似的 CO_2 潴留和 CO_2 通气反应减弱的现象。

影响缺氧通气反应的因素尚不清楚。但许多出生后一直低氧血症的人，例如高海拔地区出生或患有发绀型先天性心脏病，这种反应会减弱。缺氧通气反应倾向于在睡眠期间保留。

运动试验

测量

正常的肺在休息时有大量的功能储备。例如，正常人运动时，O_2 吸收和 CO_2 排放可以增加10倍或更多，而这些增加并不伴有动脉 PO_2 下降或 PCO_2 升高。因此，为发现轻微的功能障碍，运动试验通常是有用的。

运动试验的另一原因是评估功能障碍。患者对自己所能做的活动量的评估存在很大差异，在跑步机、固定自行车或走廊散步时进行客观测量可能会有所提示。有时运动试验是诊断性的，例如运动诱发的哮喘和心肌缺血引起的心绞痛。当肺活量测定或超声心动图等更简单测试无法提示时，运动试验可以帮助评估活动受限的主要原因。

运动期间经常测量的变量包括工作负荷、总通气量、呼吸频率、潮气量、心率、心电图、血压、O_2 吸收、CO_2 排放、动脉 PO_2、PCO_2 和 pH。有时会进行更专业的测量，如弥散量、心输出量和血乳酸浓度。异常气体交换可表现为静息状态下的生理性无效腔和分流。

一些研究者特别注意到呼吸交换率（R）随运动水平而增加。这可以在连续的基础上使用每次呼吸运动法进行计算。当患者达到他或她的稳态有氧运动的极限（有时称为**无氧阈**或**通气阈**），R 值上升得更快。这是由缺氧肌肉释放乳酸引起的 CO_2 生成增加所致。氢离子与碳酸氢盐反应，导致 CO_2 排出增加，超过有氧代谢产生的 CO_2。pH 的下降为呼吸提供了额外的刺激。

非正式运动测试（所谓的现场练习测试）也可以提供信息。一种是 6 min 步行试验（6MWT），要求患者沿着走廊或其他平坦地形尽可能多地步行 6 min。其结果以米计量，其优点是模拟了实际情况。其结果往往随着练习而提高。其他的现场测试包括递增式往返行走测试，即患者绕着两个相隔 10 m 的锥体行走，以录音磁带发出的哔哔声逐步增加行走速度；一种耐力往返行走测试，在这个测试中，每个人都能以一个恒定的预设速度步行。这些现场测试仅对运动能力有限的患者有用，对评估健康个体的运动反应没有用处。

说明

在大多数情况下，对运动期间测试的说明与在休息时相类似，只是运动会放大异常。例如，患有间质性肺疾病的患者在休息时弥散量略有降低，在运动时可能几乎没有增加（这是异常结果），伴有动脉 PO_2 明显下降，心输出量较小上升，并且可能显著的呼吸困难。图 3.3B 显示过敏性肺炎患者的运动反应。注意在相对较低的运动水平下，通气量迅速增加，动脉 PO_2 和 PCO_2 下降。

对于混合性疾病患者来说,有时运动试验可能明确活动受限的主要因素。例如,同时患有心脏病和肺病的患者都有一个共同的问题。运动试验显示,在患者最大运动负荷时,肺部气体交换异常,并伴有高生理无效腔和分流,提示患者的肺部是薄弱环节。另一方面,心输出量可能对运动反应不佳,因此心脏病是罪魁祸首。然而,有时相关解释并不明确。

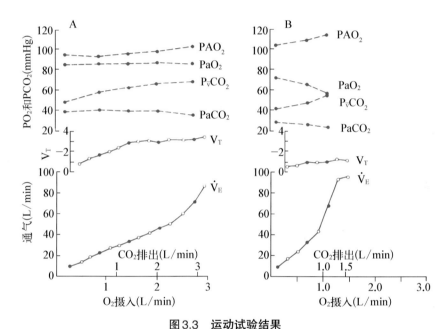

图3.3　运动试验结果

A.正常人 B.过敏性肺炎患者测试结果。注意运动水平受限,表现为O_2摄入受限,过度通气,以及动脉PO_2明显下降(源自Jones NL. Exercise testing in pulmonary evaluation. N Engl J Med, 1975, 293: 541−544, 647−650)

呼吸困难

呼吸困难是指呼吸困难的感觉,应该与单纯性呼吸急促(快速呼吸)或呼吸过度(通气增加)相区别。因为呼吸困难是一种主观现象,很难测量,而且造成这种现象的因素还不清楚。一般来说，当**通气需求**与患者对通气需求的**反应能力**不成比例时，就会出现呼吸困难。因此，呼吸变得困难、不舒服或费力。

通气需求增加通常是由血气和pH的变化引起的。运动时高通气量在肺气体交换效率低下的患者中很常见，尤其是那些生理性无效腔较大的患者，除非高通气量，否则容易发生CO_2潴留和酸中毒。另一个重要因素是肺内感受器的刺激。这一因素可能解释了许多间质性肺疾病患者的高运动通气，可能是由于刺激了颈旁（J）受体（图3.3B）。

对通气需求的**反应能力下降**通常是由肺或胸壁的异常力学引起的。通常，气道阻力增加是问题所在，如哮喘，但也存在包括胸壁僵硬的其他原因，如脊柱后侧凸。

呼吸困难的评估是困难的。一种方法是要求患者用1～10的线性量表表示他或她感觉到的呼吸困难，1是最低的，10是最高的。这种测量方法在干预治疗（如使用支气管扩张剂）前后尤其有用。运动耐力通常是通过一个标准问卷来确定，该问卷根据患者在平地上行走的距离或上楼时不停下来喘气，对呼吸困难进行分级。伯格呼吸困难量表就是一个常用的问卷调查。有时为了获得呼吸困难的指标，在标准运动水平下测量通气量，这是与患者最大自主通气量相关。然而，呼吸困难只有患者才能感觉。因此，它不能被客观地测量。

肺功能的区域差异

测量

用放射性物质可以测量肺内血流和通气的区域分布（参见《韦斯特呼吸生理学精要》第十版，第24、第29页）。检测无血流区域的一种方法是注射标记有放射性锝的白蛋白聚集物。然后用伽马照相机拍出放射性图像，不存在放射性活动的"冷"区域很容易发现。血流分布也可以通过静脉注射放射性氙气或其他溶于盐水中的气体获得。当气体到达肺毛细血管时，它会演变成肺泡气,辐射能被伽马照相机探测到。这种方法的优点是可获得每单位肺容积的血流量。

通气的分布可以用类似的方法来测量,除了气体是从肺量计吸入肺泡之外。可以记录单个吸气或一系列呼吸。这种评估通气的方法可以与上述的锝标记白蛋白技术相结合来诊断肺栓塞,尽管这种方法已被CT肺血管造影所取代。

说明

直立肺的血流分布不均匀,基底部的血流远大于肺尖部(图3.4)。这种差异是由重力引起的,可以用肺动脉压、静脉压和肺泡压之间的关系来解释(参见《韦斯特呼吸生理学精要》第十版,第50页)。由于肺动脉压升高,运动导致肺血流分布更加均匀;在肺动脉高压和右向左心脏分流等疾病情况下也会出现同样的结果。局限性肺部疾病,例如,水泡或大疱,或纤维化区域,经常会出现局部血流减少。

通气的分布也依赖于重力,通常情况下,基底部的通气大于肺尖。其原因在于,与基底部相比,肺尖处因重力和更大的跨肺压导致肺部变形(参见《韦斯特呼吸生理学精要》第十版,第118页)。局限性肺病,例如肺大疱,通常会降低该区域的通气量。在全身性肺部疾病中,如哮喘、慢性支气管炎、肺气肿和间质纤维化,可经常发现通气和血流减少的区域。

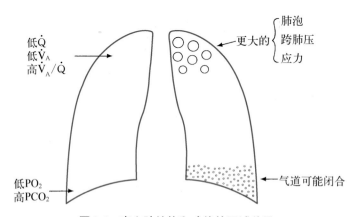

图3.4　直立肺结构和功能的区域差异

健康人如果从残气量吸入少量放射性气体，就会显示出与正常通气模式相反的情况。其原因是在这种情况下，胸腔内的压力实际上高于气道压力，肺基底部的气道处于闭合状态。同样的情况也可能发生在老年人的FRC，因为在异常高的肺容积下较低区域的气道出现关闭。在肺气肿、间质水肿和肥胖患者中也可以看到类似的现象。所有这些情况都加剧了肺基底部的气道闭合。

其他结构和功能的区域差异也存在。重力引起的直立肺的变形导致肺尖部肺泡大于基底部肺泡。这些较大的肺泡也与较大的机械应力有关，后者可能在某些疾病的发展中发挥作用，如腺泡中央型肺气肿（图4.5A）和自发性气胸。

肺功能检查的价值

因为这本书是关于患病肺的功能，所以我们应该从肺功能检查开始。然而，重要的是要认识到这些检查在临床实践中的作用是有限的。它们在做出特定诊断时很少有用。除了从临床病史、体格检查、胸部影像和实验室检查中获得的信息之外，肺功能检查还提供了更多辅助信息。肺功能检查在跟踪患者病情进展方面尤其有用，例如，评估哮喘患者支气管扩张剂疗效或监测肺移植术后患者的免疫排斥反应。在部分肺组织切除前患者评估、工伤伤残鉴定、社区（例如煤矿或石棉工厂）疾病流行评估时，它们也很有用。尽管存在明显的全身性肺疾病，但肺功能检查结果有时也可在正常范围内。

正如之前强调的那样，肺活量测定法通过简单的设备提供有价值的信息。动脉血气更不容易测量，但这些数据可以挽救呼吸衰竭患者的生命。其他检查的价值很大程度上取决于临床问题，是否值得做与肺功能实验室的设施、费用以及它们提供有用信息的可能性有关。

核心概念

1. 肺气肿和部分哮喘患者的肺弹性回缩力下降,而间质纤维化患者是升高的,间质水肿患者略微增加。

2. 慢性支气管炎、肺气肿和哮喘患者的气道阻力增大。其随着肺容积的增大而减少。固定的气道阻塞增加吸气和呼气阻力。

3. 不同人之间,通过增加PCO_2和降低PO_2来控制通气存在较大差异,并可能会影响严重慢性阻塞性肺疾病和病态肥胖患者的临床表现。

4. 静息状态下的肺具有巨大的功能储备,因此在运动状态中常常可以获得有价值的信息。

5. 呼吸困难是许多肺部疾病中常见的重要症状,但只有患者才能真正评估。

临床案例

30岁女性因劳累性呼吸困难并干咳进行性恶化6个月,转诊至呼吸门诊。患者无发热、体重减轻或胸痛,但因呼吸困难中止每周的舞蹈课。患者无长期吸烟史,家中饲养宠物,包括一只狗、一只猫和一只一年前患者朋友因呼吸系统疾病放弃饲养的凤尾鹦鹉。门诊查体,患者体温、心率、血压和呼吸频率正常,呼吸空气状态下SpO_2为96%。唯一值得注意的发现是双下肺闻及吸气末捻发音。胸部平片显示双侧肺模糊,而随后的胸部CT扫描显示弥漫性"磨玻璃样影"。肺功能检查如下:

参　　数	预计值	支气管舒张剂前	占预计值百分比(%)	支气管舒张剂后	变化(%)
FVC(L)	4.37	1.73	40	1.79	4
FEV$_1$(L)	3.65	1.57	43	1.58	0
FEV$_1$/FVC	0.84	0.91	108	0.88	− 3

临床案例（续）

（续表）

参　　数	预计值	支气管舒张剂前	占预计值百分比（%）	支气管舒张剂后	变化（%）
TLC（L）	6.12	2.68	44		
DLCO [mL/（min·mmHg）]	32.19	15.13	47		

问题

- 你认为患者FRC和RV发生什么变化？
- 如果你能够使用通过鼻腔插入食管的导管获得胸膜腔压力的估计值，那么你认为在肺部压力—容积曲线中看到什么变化？
- 患者的气道阻力与健康人相比如何？
- 你认为患者 PaO_2 在心肺运动试验中会发生什么？

问题

1. 人处于直立状态时，以下哪一项在肺尖大于基底部？
   - A. 血流
   - B. 通气
   - C. 肺泡内 PCO_2
   - D. 肺泡扩张程度大小
   - E. 毛细血管容量
2. 哮喘患者的气道阻力：
   - A. 随着肺容积的增加而增大

    B. 吸入 β_2 受体激动剂后降低

    C. 因肺泡壁破坏而增加

    D. 不受气道分泌物的影响

    E. 因支气管平滑肌丢失而增加

3. 一名二尖瓣狭窄患者进行运动试验时发现,在低水平运动时,呼气的呼吸交换率迅速上升到1以上。一个可能的原因是:

    A. 血液中的乳酸水平异常升高

    B. 异常低通气

    C. 异常高心输出量

    D. 肺顺应性增加

    E. 肺弥散量降低

4. 一位41岁女性,主诉急性呼吸困难和胸痛。进行通气—血流扫描,在扫描中她吸入放射性标记的氙气,并注射锝标记的大分子聚白蛋白。使用伽玛照相机,记录的图像反映了整个肺的通气和灌注情况。通气图像显示整个双肺活动均匀,而灌注图像显示左下肺叶大面积无活动。根据这些结果,她呼吸困难和胸痛的最可能原因是什么?

    A. 哮喘发作

    B. 慢性阻塞性肺疾病急性发作

    C. 心肌梗死

    D. 气胸

    E. 肺栓塞

5. 65岁男性患者,长期吸烟史,劳力性呼吸困难加重1年。听诊时,散在的呼气哮鸣音和呼气相延长。胸片显示肺容积增大,膈肌扁平,肺尖区肺纹理减少,肺活量测定显示 FEV_1 和 FVC 降低,FEV_1/FVC 为 0.62。您希望在进一步的肺功能检查中观察以下哪项?

    A. 肺总量下降

    B. 气道阻力减小

    C. 肺顺应性减小

    D. 一氧化碳弥散量增加

    E. 功能残气量增加

6. 68岁妇女接受肺功能检查,作为呼吸困难和慢性咳嗽评估内容的一部分。同时使用体积描记法和氦稀释法测量肺容积时,发现体积描记法测量的残气量比用氦稀释法测量结果高0.6 L。以下哪种潜在疾病可以解释这一观察结果?

A. 石棉肺

B. 慢性阻塞性肺疾病

C. 心力衰竭

D. 特发性肺部纤维化

E. 神经肌肉疾病

第二部分

病变肺功能

这一部分致力于介绍一些常见肺部疾病的异常功能类型。

阻塞性肺疾病

第四章

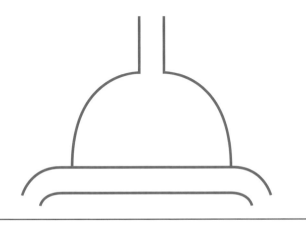

肺部阻塞性疾病极为常见,仍然是发病率和病死率的重要原因。虽然不同类型的阻塞性疾病之间的区别是模糊的,疾病定义和诊断带来困难,但所有这些疾病都以气道阻塞为特征。

气道阻塞

气道阻力增加的原因包括以下几点:① 气道内;② 气道壁相关;③ 支气管周围(图4.1所示):

1. 气道管腔可能被过量分泌物部分阻塞,如慢性支气管炎。部分阻塞也可在肺水肿或吸入异物后急性发生,术后伴有分泌物残留。吸入异物可导致局部或完全阻塞。

2. 气道壁的病因包括支气管平滑肌收缩,如哮喘;黏液腺肥大,如慢性支气管炎(图4.6);气道壁炎症和水肿,如支气管炎和哮喘。

3. 在气道外,肺实质的破坏可能导致失去径向牵引力,继而狭窄,如肺气肿。支气管也可能被肿大的淋巴结或肿瘤局部压迫。支气管周围水肿也可导致狭窄(图6.5)。

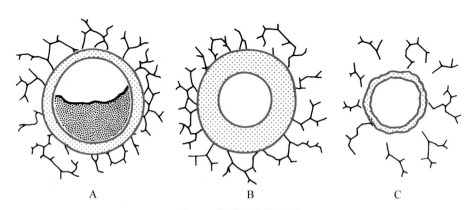

图4.1 **气道阻塞的机制**

A. 管腔部分阻塞,例如气道分泌过多;B. 气道壁增厚,例如平滑肌水肿或肥大;C. 气道周围异常,例如因肺实质破坏,失去径向牵引力,气道狭窄

慢性阻塞性肺疾病

慢性阻塞性肺疾病（COPD）是由肺气肿、慢性支气管炎或者两种疾病混合引起的，它的定义是气流受限。患者通常会在几年内气短逐渐加重、慢性咳嗽、运动耐量下降以及肺过度膨胀和肺部气体交换受损。使用"慢性阻塞性肺疾病"这个概念来定义虽然方便，我们无法确定患者肺气肿或者慢性支气管炎的程度，但同时可以避免一些依据不充分的诊断。通常很难确定患者肺气肿或慢性支气管炎的程度，而"慢性阻塞性肺疾病"这个术语是一个方便的、无特征的标签，避免在资料不充分的情况下做出不合理的诊断。

肺气肿

肺气肿是以终末细支气管远端含气腔扩大及气道壁破坏为特征的疾病。请注意，这是一个解剖学定义；换句话说，诊断是推定的，主要基于活体患者的影像学发现。

病理

典型的组织学表现如图 4.2B 所示。请注意，与图 4.2A 中的正常肺切片相比，肺气肿性肺表现为肺泡壁的丧失，随后部分毛细血管床被破坏。有时可以看到包含血管的软组织束穿过扩张的大空间。小气道（宽度 < 2 mm）变窄、曲折，数量减少。此外，它们的壁薄、萎缩。也有一些较大的气道的减少。用肉眼或放大镜在较大的肺部病理切片上可以清楚地看到这些结构变化（图 4.3）。

分型

肺气肿的类型多种多样。根据之前给出的定义，该疾病影响终末细支气管远端的肺实质。其单位是**腺泡**，但损伤可能是不均匀地。在**腺泡中央型肺气肿**，破坏局限于腺泡的中心部分，周围肺泡管和肺泡可能不受损害（图 4.4）。相比之下，**全腺泡型肺气肿**表现为整个腺泡扩张和破坏。这种病有时最明显地表现在小叶间隔邻近的肺（间隔旁型肺气肿），而在其他患者中，可出现大的囊性区域或大泡（大泡性肺气肿）。

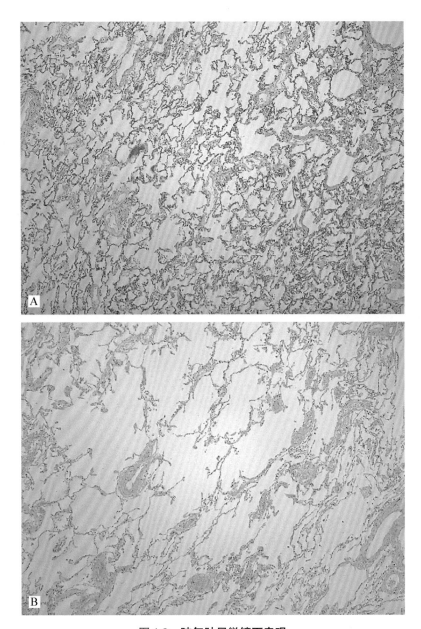

图4.2　肺气肿显微镜下表现

A. 正常肺；B. 肺泡壁破坏和随之而来的含气腔扩大（4倍视野下）（图片由Corinne Fligner博士提供）

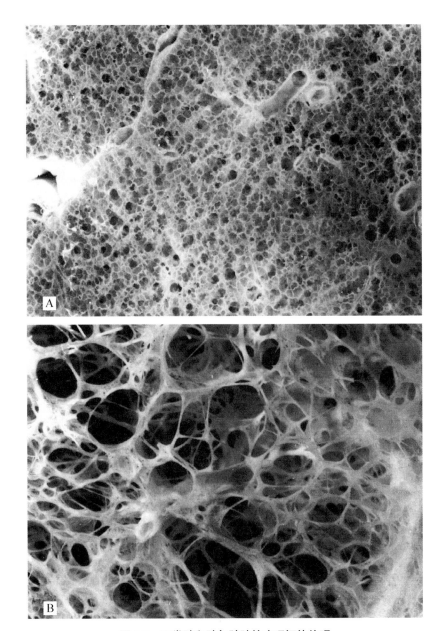

图4.3　正常肺和肺气肿肺的病理切片外观

A. 正常肺；B. 全腺泡型肺气肿（硫酸钡浸渍，14倍视野下）（源自 Heard BE. Pathology of Chronic Bronchitis and Emphysema. London, UK: Churchill, 1969）

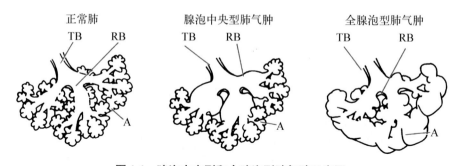

正常肺　　　　　　　腺泡中央型肺气肿　　　　　全腺泡型肺气肿

图4.4　腺泡中央型和全腺泡型肺气肿示意图

在腺泡中央型肺气肿，破坏局限于终末和呼吸性细支气管（TB和RB）。在全腺泡型肺气肿中，周围肺泡（A）也被累及。

　　腺泡中央型和全腺泡型肺气肿具有不同的病变位置。前者通常在肺上叶的尖部最明显，但随着病情的发展向肺部扩散（图4.5A）。对尖端的偏爱可能反映了较高的机械应力（见图3.4），这容易导致肺泡壁的结构破坏。相比之下，全腺泡型肺气肿没有区域性偏好，或者更常出现在下叶。当肺气肿严重时，很难区分这两种类型，它们可能同时存在于一个肺。腺泡中心型肺气肿是一种非常常见的形态，最常见的是由于长期暴露在香烟烟雾中。轻度症状显然不会引起功能障碍。

　　在 α_1-抗胰蛋白酶缺乏症（图4.5B）患者中可以看到严重的全腺泡型肺气肿。这种病变通常开始于下叶，在Z基因纯合子患者中，特别是吸烟患者，在40岁时临床症状逐渐明显。肺外的表现可能出现在肝、肠、肾和其他器官。目前可用 α_1-抗胰蛋白酶替代疗法。杂合子似乎没有风险，尽管这还不确定。肺气肿的其他类型包括单侧肺气肿（麦克劳德或斯怀尔—詹姆斯综合征），它会导致单侧胸片透亮度增高。

发病机制

　　一种假设是肺的中性粒细胞释放出过多的溶酶体弹性蛋白酶。这可导致弹性蛋白的破坏，而后者是肺的重要结构蛋白。中性粒细胞弹性蛋白酶也能裂解Ⅳ型胶原蛋白，这种分子对于决定肺毛细血管薄壁的强度和肺泡壁的完整性起到重要作用。将中性粒细胞弹性蛋白酶注入实验动物气道后，其组织学改变在许多方面与肺气肿相似。

　　吸烟是一个重要的致病因素，它可能通过刺激巨噬细胞释放中性粒细

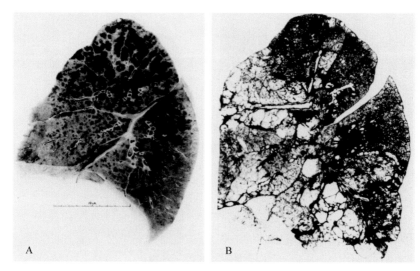

图4.5 肺气肿的位置分布
A. 腺泡中央型肺气肿的典型上区偏好；B. α_1-抗胰蛋白酶缺乏所致肺气肿的典型下区偏好（源自 Heard BE. Pathology of Chronic Bronchitis and Emphysema. London, UK: Churchill, 1969）

胞趋化因子，例如C5a，或通过降低弹性蛋白酶抑制剂的活性来发挥作用。此外，许多中性粒细胞在正常情况下受限于肺中，吸烟加剧了这一过程，同时吸烟也会激活这些受限的白细胞。

这一假说认为肺气肿病因与 α_1-抗胰蛋白酶缺乏所致肺气肿病因是相同的，其机制均是缺乏抑制弹性蛋白酶的抗蛋白酶。令人费解的是，为什么一些重度吸烟者不会患上这种疾病。空气污染和遗传因素也可能起作用，后者在 α_1-抗胰蛋白酶缺乏症中起着重要作用。燃料产生的烟雾污染，例如在室内使用通风不良的燃灶，现在也被认为是世界范围内COPD的一个重要病因。

慢性支气管炎

本病的特点是支气管内黏液分泌过多，引起咳痰过多。需要注意的是，这是一个临床定义（不同于肺气肿的定义）。在临床实践中，制定了过量咳痰的标准，例如，在一年中至少3个月的大多数日子有咳痰，且至少连续2年。

病理

慢性支气管炎的特征是大支气管黏液腺肥大(图4.6)和小气道慢性炎症改变。黏液腺肿大可表现为腺壁比,正常情况下小于0.4,严重慢性支气管炎可超过0.7。这就是所谓的"里德指数"(图4.7)。气道中有过多的黏液,而半固体黏液可能阻塞一些小支气管。

此外,小气道变窄并出现炎症改变,包括细胞浸润和管壁水肿。可见肉芽组织,支气管平滑肌增加,支气管周围纤维化。有证据表明,最初的病理变化发生在小气道,并逐渐发展到较大的支气管。

发病机制

吸烟是罪魁祸首。反复接触这种吸入性刺激物会导致慢性炎症。如果你听到患者发出咯咯声的湿咳时,你可以肯定他是一个吸烟者。烟雾或工业烟雾造成的空气污染是另一个明确的致病因素。

慢性阻塞性肺疾病的临床特点

正如我们所看到的,慢性支气管炎是一个临床定义,因此对患者可以做出自信的诊断。尽管结合病史、体格检查和影像学(尤其是计算机断层扫描[CT])肺气肿诊断的可能性很大,但明确诊断需要组织学证实,这在患者生存时通常是不可行的。因此,特定患者人群中肺气肿的数量是不确定的。这就是为什么COPD仍然是一个有用的术语。

在COPD的范围内,有两种极端的临床表现:A型和B型。曾经有人认为这两种类型在某种程度上,分别与肺气肿和慢性支气管炎的相对数量有关,但这一观点受到了挑战。然而,描述两种临床表现模式仍然有用,因为它们代表不同的病理生理学。在实践中,大多数患者都有这两者的特点。

A型

典型的病例是一个50多岁的男性,过去的3～4年里呼吸急促逐渐加重。可能没有咳嗽或咳少量白痰。体格检查显示身体虚弱,有近期体重减轻的迹象。没有发绀。胸部过度伸展,呼吸音安静,无杂音。X线片(图4.8B)证实了过度充气,膈肌低平,纵隔狭窄,胸骨后(侧位片胸骨和心脏之间)透亮度增加。此外,由于外周肺血管减少和变窄,影像学显示透亮度增加,尤其是在肺尖区。其他信息可从计算机断层扫描(CT)获得。图4.9A显

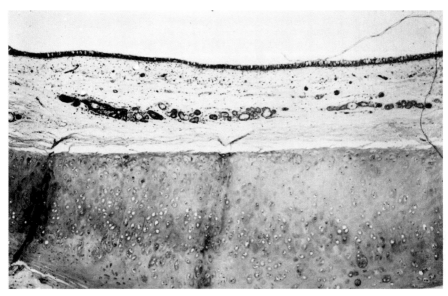

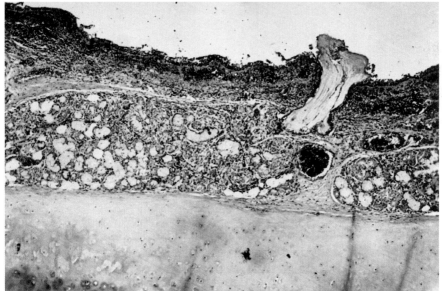

图4.6　慢性支气管炎的组织学改变

A. 正常的支气管壁；B. 慢性支气管炎患者的支气管壁。黏液腺肥大，黏膜下层增厚，细胞浸润（3×60）。与图4.7中的支气管壁图进行比较（源自Thurlbeck WM. Chronic Airflow Obstruction in Lung Disease. Philadelphia, PA: WB Saunders, 1976）

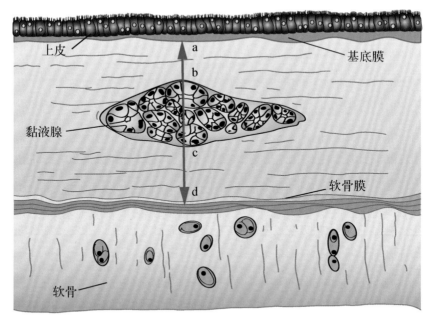

图4.7 正常支气管壁结构

在慢性支气管炎中,黏液腺的厚度增加,可以通过(b − c)/(a − d)计算的里德指数表示(源 自Thurlbeck WM. Chronic Airflow Obstruction in Lung Disease. Philadelphia, PA: WB Saunders, 1976)

示正常肺部。图4.9B 显示肺气肿患者的肺部。肺部可见散在的空洞。这些患者被称为"红喘型"。

B型

典型的表现是50多岁的男性,有多年慢性咳嗽、咳痰史。咳痰的严重程度逐渐加重,最初只在冬季出现,但最近则持续了一年中的大部分时间。急性加重伴明显脓性痰变得更为常见。患者运动时呼吸急促逐渐恶化,运动耐受性逐渐受到限制。患者几乎总是吸烟多年。这可以量化为每天的吸烟的包数乘以吸烟年数,得出累计吸烟剂量"包/年"。

体格检查时,患者体格健壮,面色红润伴有发绀。听诊有散在湿啰音和干啰音。可能伴有颈静脉压升高,脚踝水肿的液体潴留迹象。胸片显示心脏增大,肺野充血,由于陈旧性感染引起的纹理增加。可见平行线(tram线),可能是由炎症支气管壁增厚引起的。尸检时,如果患者患有严重的支

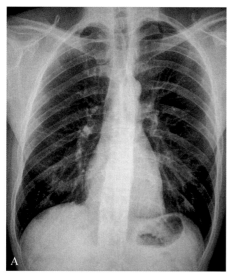
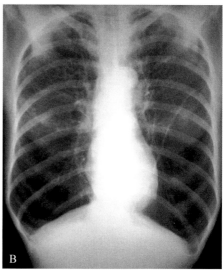

图4.8　A.正常肺和肺气肿的X线表现；B.肺气肿表现，过度充气，包括横膈低，纵隔狭窄，透亮度增加。肺气肿在肺的下部尤为明显。

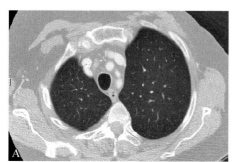
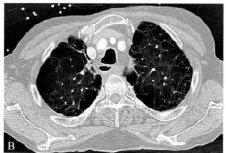

图4.9　A.胸部CT扫描正常肺的表现；B.肺气肿患者的肺部CT扫描。肺部可见散在的空洞。

气管炎，支气管内的慢性炎症变化是最常见的，但也可能有严重的肺气肿。这些患者被称为"紫肿型"。

　　一些医生认为这两种类型的本质区别在于对呼吸的控制。他们认为，在B型患者中，更严重的低氧血症和随之而来的肺心病的高发病率可归因于通气驱动力的降低，尤其是在睡眠期间。

COPD 患者 A 型和 B 型表现的特点	
A 型——"红喘型"	**B 型——"紫肿型"**
多年来呼吸困难加重	多年来呼吸困难加重
很少或几乎不咳嗽	频繁咳嗽、咳痰
胸部明显过度扩张	胸部容积中度或无增加
无发绀	常伴发绀
呼吸音正常	湿啰音和干啰音
颈静脉压正常	颈静脉压升高
无周围水肿	周围水肿
动脉 PO_2 轻微下降	PO_2 通常很低
动脉 PCO_2 正常	PCO_2 通常升高

肺功能检查

慢性阻塞性肺疾病（COPD）中肺功能紊乱的大部分特征来自前面叙述过的病理特征，如图 4.2 ~图 4.7 所示。

通气量和力学

一秒钟用力呼气量（FEV_1）、用力肺活量（FVC）、用力呼气量占肺活量百分比（FEV/FVC）、用力呼气流量（$FEF_{25\% \sim 75\%}$）和呼气肺活量 50% 和 75% 时的最大呼气流速（$Vmax_{50\%}$ 和 $Vmax_{75\%}$）均降低。所有这些测量结果都反映了气道阻塞，无论是由于管腔内黏液过多，炎症性改变导致管壁增厚（图 4.1A、图 4.1B）或者径向牵引力丧失（图 4.1C）。FVC 降低是因为气道在呼气时过早关闭，肺容积异常高，导致残气量（RV）增加。同样，图 4.1 中的所有 3 种机制都可能是促成因素。

肺活量图检查显示，大多数用力呼气的流速都大大降低，**呼气时间**大大增加。事实上，一些医生认为延长时间是一个有用的简单的床旁阻塞指标。通常，当患者仍在呼气时，呼吸停止。大部分用力呼气时的低流速部分反映了肺气肿肺的弹性回缩力减少，在动态压缩状态下，产生了流动压力（图 1.6）。一般来说，在严重疾病中，FEV_1 可能会降低到 0.8 L 以下，而对于健康年轻人来说，依据其年龄、身高和性别，FEV_1 可能在 4 L 或 4 L 以上（附录1）。

对于一些患者，尽管气流受限是不完全可逆的，但在使用支气管扩张剂气雾剂（例如雾化吸入0.5%沙丁胺醇3 min）后，FEV_1、FVC和FEV/FVC可能显著增加。对支气管扩张剂在数周内的显著反应提示哮喘，这种疾病可能与慢性支气管炎（喘息性支气管炎）重叠。

严重疾病时呼气流量—容积曲线明显异常。图1.8显示，在短暂的中等高流量间隔后，随着气道的坍塌，流量显著减少，并出现动态压缩造成的流量限制。图形化的曲线通常有一个挖空的外观。与肺容量相关的流速明显降低，并且由于气道过早关闭，气流在高肺容量时停止（图1.5B）。然而，吸气流量—容积曲线可能正常或接近正常（图1.9），因为在吸入过程中，周围肺泡壁施加的径向牵引力使气道张开。

肺气肿患者的肺总量（TLC）、功能残余量（FRC）和残气量（RV）均显著增加。通常，RV/TLC可能超过40%（年轻健康患者低于30%）。人体体积描记仪和气体稀释技术（氦气平衡）测定的FRC之间通常存在显著差异，前者比后者高出1 L或更多。这可能是由于严重扭曲气道后方的不通畅肺所造成的。然而，这种差异更多地反映了在通气不良区域缓慢的平衡过程。这些静态肺容量在慢性支气管炎患者中通常也是异常的，尽管肺容量的增加通常不明显。

肺气肿时肺的弹性回缩力降低（图3.1），压力—容积曲线向上向左偏移。这种变化反映了肺泡壁的破坏导致弹性组织的紊乱和丧失。肺总量下跨肺压很低。在无肺气肿的单纯慢性支气管炎中，由于肺实质受影响较小，压力—容积曲线可能接近正常。

COPD患者气道阻力（与肺容量相关）是增加的。图4.1所示的所有因素都可能是原因。然而，可以区分由气道固有狭窄或管腔内碎片引起的阻力增加（图4.1A、图4.1B）以及弹性回缩力和径向牵引力的损失（图4.1C）。这可以通过将阻力与静态弹性回缩力联系起来实现。

图4.10显示了10名健康患者、10名肺气肿（无支气管炎）患者和10名哮喘患者的气道传导率（阻力倒数）与静态跨肺压的关系。测量是在安静的，非用力呼气下进行的。值得注意的是，肺气肿患者的传导率与跨肺压之间的关系几乎是正常的。换言之，我们可以将他们的通气量下降几乎完全归

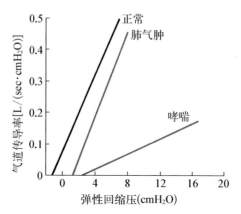

图4.10　阻塞性肺疾病患者气道传导率与弹性回缩力的关系

注意肺气肿的线接近正常线。很明显，气道阻力的增加主要是由于肺的弹性回缩压较小所致。相比之下，在哮喘中，由于气道的内源性狭窄，这条线明显异常（源自 Colebatch HJH, Finucane KE, Smith MM. Pulmonary conductance and elastic recoil relationships inasthma and emphysema. J Appl Physiol, 1973, 34: 143−153）

因于肺部弹性回缩压变小。这不仅降低了用力呼气时的有效驱动压力，而且由于径向牵引力的损失，使气道更容易塌陷。该图中肺气肿患者向右轻微偏移可能反映了这种疾病气道的扭曲和丧失。

相比之下，哮喘患者的曲线显示，在给定的回缩力下，气道的传导率显著降低。因此，这些患者的高阻力可归因于由平滑肌收缩和气道炎症变化引起的气道内源性狭窄。吸入支气管扩张药异丙肾上腺素后，哮喘线向正常位置移动（图4.10中未显示）。对于一组不伴肺气肿的慢性支气管炎患者，因为几乎不可能有这样的患者，也就没有可与之比较的数据。然而，图4.10阐明了不同类型气道阻塞的表现。

气体交换

在COPD患者中，通气—血流不匹配是不可避免的，无论是否存在二氧化碳潴留，都会导致低氧血症。典型的A型患者只有中度低氧血症（PO_2通常在60或70），动脉PCO_2正常。相比之下，B型患者通常有严重的低氧血症（PO_2通常在50或40），PCO_2升高，尤其是在疾病晚期时。

肺泡—动脉氧分压差通常是增加的，特别是在严重支气管炎患者。基于理想点概念的分析（图2.7）揭示了生理无效腔和生理分流的增加。肺气

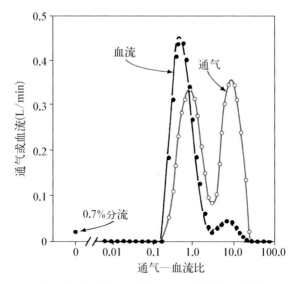

图4.11　A型COPD患者的通气血流比的分布

注意高通气—血流比（生理无效腔）肺单位的大量通气（源自 Wagner PD, Dantzker DR, Dueck R, et al. Ventilation-perfusion inequalityin chronic pulmonary disease. J Clin Invest, 1977, 59: 203−206）

肿患者无效腔增加明显,而高生理分流常见于支气管炎患者。

　　用惰性气体消除技术得到的结果阐明了这些差异的原因。首先,回顾图2.8,它显示了正常受试者的典型模式。相比之下,图4.11显示了晚期A型疾病患者的典型分布。这位76岁的老年男性有多年呼吸困难进行性加重的病史。胸片显示过度膨胀,肺小血管减少。动脉PO_2和PCO_2分别为68和39 mmHg。

　　上述分布表明,大量的通气进入高通气—血流比(V_A/Q)的肺单位(比较图2.8)。在理想点分析中,这将表现为生理无效腔,从气体交换的角度来看,过度通气在很大程度上被浪费。相比之下,只有很少的血液流向V_A/Q异常低的肺单位。这就解释了患者的低氧血症程度相对较轻,以及生理分流计算只略微增加的事实。

　　这些发现可以与图4.12所示的结果进行对比。图4.12显示了一名47岁晚期慢性支气管炎和B型疾病男性患者的分布情况。患者嗜烟,多年来一

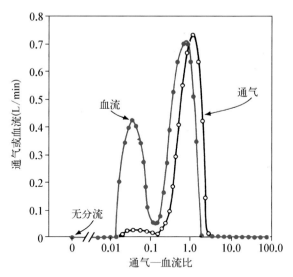

图4.12　B型COPD患者通气血流比的分布

有大量的血液流向低通气—血流比的肺单位（生理分流）（源自 Wagner PD, Dantzker DR, Dueck R, et al. Ventilation-perfusioninequality in chronicpulmonary disease. J Clin Invest, 1977, 59: 203−206）

直咳嗽不止。动脉 PO_2 和 PCO_2 分别为47和50 mmHg。注意到高 V_A/Q 单位（生理无效腔）的通气量有所增加。然而，这种分布主要表现为大量的血液流向低 V_A/Q 单位（生理分流），这是他严重低氧血症的原因。值得注意的是没有血液流向不通气的肺泡（真性分流）。事实上，真性分流超过百分之几在COPD中并不常见。请注意，尽管图4.11和图4.12所示的模式是典型的，但在COPD患者中却表现出较大的差异。

　　运动时，动脉 PO_2 可能会下降或升高，这取决于通气和心输出量的反应，以及通气和血流分布的变化。至少在一些患者中，导致 PO_2 下降的主要因素是受限的心输出量，在存在通气—血流失调的情况下，这会恶化低氧血症。CO_2 潴留的患者由于通气反应有限，在运动时往往表现出更高的 PCO_2 值。

　　当我们考虑到肺气肿的肺结构紊乱（图4.2、图4.3）和慢性支气管炎的气道异常（图4.6）时，通气—血流失调的原因就很清楚了。有充分的证据表明，可通过单次呼吸氮洗出明确通气失调（图1.10）。此外，放射性物质的区域测量可显示出通气和血流的不平衡。血流失调主要原因是部分毛细血管床的破坏。

气道阻塞对气体交换的不利影响，可通过这些患者存在的侧支通气而减轻。交通通道存在于相邻的肺泡和小气道之间，并经许多实验所证实。由于某些气道可能完全阻塞，特别是在严重支气管炎患者中（图1.12），但事实上，在这些患者中，很少有血液流向不通气的肺单位（图4.11和4.12），这突显了侧支通气的有效性。

另一个导致通气—血流失调的原因是缺氧性血管收缩（参见《韦斯特呼吸生理学精要》第十版，第52页）。这种针对肺泡PO_2下降的局部反应，导致通气不良或无通气区域的血流灌注下降，最小化动脉的低氧血症。当COPD患者使用支气管扩张剂后，如沙丁胺醇，有时会表现为动脉血PO_2轻度下降。这可能是由于β肾上腺素类药物的扩张血管作用，使通气不良区域的血流增多所导致。这一现象在哮喘患者中更为明显（图4.17、图4.18）。

轻度至中度COPD患者的动脉PCO_2通常是正常的，尽管他们的通气—血流失调。动脉PCO_2升高的任何趋势都会刺激化学感受器，从而增加肺泡的通气量（图2.9）。随着病情的加重，动脉的PCO_2可能升高。这种情况特别可能发生在B型患者中。呼吸功的增加是一个重要因素，但也有证据表明，呼吸中枢对CO_2的敏感性在某些患者中降低。

如果动脉PCO_2升高，pH趋于下降，导致呼吸性酸中毒。在一些患者中，PCO_2升高非常缓慢，肾脏能够通过保留碳酸氢盐来充分补偿，pH几乎保持不变（代偿性呼吸性酸中毒）。在COPD加重或急性胸部感染期间，PCO_2可能会突然升高，导致急性呼吸性酸中毒（见第八章，呼吸衰竭）。

通过测量一氧化碳的弥散能力（转移因子），可以获得有关这些患者气体交换的更多信息（图2.11）。在重度肺气肿患者中，单次呼吸法测量的弥散能力特别有可能减少。相比之下，慢性支气管炎但实质破坏较小的患者弥散能力可能处于正常。

肺循环

COPD患者的肺动脉压随着病情的进展而升高。这其中有几方面因素。肺气肿时，大部分毛细血管床被破坏，从而增加血管阻力。缺氧性血管收缩也会升高肺动脉压，通常，当肺泡缺氧恶化时，肺部感染的加重会引起肺动脉压额外的短暂性增高。酸中毒可加重缺氧性血管收缩。在疾病晚期，小动脉壁发生组织学改变。最后,这些患者经常发展红细胞增多症作为对低氧血症的反应,从而增加血液黏度。这种情况最常见于严重支气管炎患者,他们的动脉PO_2最低。

伴有坠积性水肿和颈静脉充盈的液体潴留可能发生,尤其是在B型患者中。右心常扩大,伴有特征性的影像学和心电图表现。这种情况被称为"肺心病",但是否应视为右心衰竭仍有争议。心脏的输出量通常是增加的,因为心脏处于Starling曲线的高位,而且运动时心输出量可以进一步增加。

通气控制

如前所述,一些COPD患者,特别是那些严重的慢性支气管炎患者,由于不能充分增加肺泡通气量而出现二氧化碳潴留。为什么有些患者会出现这种情况,而有些则没有,目前尚不完全了解。一个因素是高气道阻力导致呼吸功增加。因此,呼吸的氧气消耗可能是巨大的(图4.13)。正常人如果被要求通过高阻力呼吸,他们对吸入CO_2有异常小的通气反应。因此,氧气消耗严重受限的患者,可能愿意放弃正常动脉PCO_2,以获得呼吸功和相应氧气消耗减少的优势。然而,气道阻力与动脉PCO_2之间的相关性很差,必然涉及其他一些因素。

对吸入CO_2通气反应的测量表明,正常人之间存在显著差异。这些差异部分是由遗传因素造成的。此外,一些患者呼吸中枢输出减少,许多患者存在通气的机械性阻塞,还有一些患者两种情况兼有。因此,在严重的通气—血流失调和呼吸功增加的情况下,患者的通气反应可能在某种程度上是由这些因素所决定。

早期疾病变化

到目前为止,我们主要关注的是已确诊疾病患者的肺功能。然而,对于这些患者,逆转病情进展的方法相对较少,治疗主要局限于用支气管扩张剂缓解症状,预防和控制感染,以及进行康复治疗。人们对早期疾病患者的识别非常感兴趣,希望通过消除吸烟或其他危险因素(如暴露于污染环境中)来阻止或逆转这种变化。

在第一章中强调,由于小气道(小于2 mm)内的气道阻力相对较小,因此常规功能检查可能忽略了小气道的病理生理变化。有证据表明,COPD最早的变化发生在这些小气道。人们关注的焦点是FEV_1、$FEF_{25\% \sim 75\%}$、

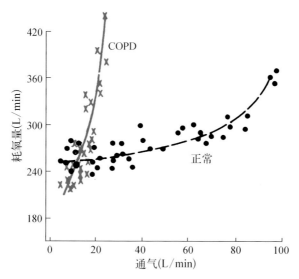

图4.13 COPD 患者自主过度通气期间的氧摄取

注意与正常人相比,数值较高(源自 Cherniack RM, Cherniack L, Naimark A. Respiration in Health and Disease. 2nd ed. Philadelphia, PA: WBSaunders, 1972)

$Vmax_{50\%}$、$Vmax_{75\%}$ 和闭合容积的变化是否可用于早期疾病的识别,但其临床实用价值目前仍不确定。

COPD 的治疗

对大多数患者来说,戒烟是最关键的一步,因为这是一种干预措施,可以减缓随时间推移肺功能的下降速度。也应尽可能减少职业和大气污染的暴露。支气管扩张剂治疗,包括 β 受体激动剂和抗胆碱能药物,是所有 COPD 患者的主要治疗方法,其使用强度取决于患者的气流受限、功能限制和恶化频率的严重程度。吸入性皮质类固醇也用于许多患者,但通常只用于病情较重和(或)频繁恶化的患者,而大环内酯类抗生素阿奇霉素目前正长期用于频繁病情加重的患者。肺康复治疗可用于任何严重程度的稳定疾病患者,并已证明其改善生活质量和运动能力。对于严重慢性低氧血症的患者,给予持续补充氧气可改善患者的生存率。这种干预措施的一个益处是平均肺泡 PO_2 增加,从而减轻了缺氧性肺血管收缩,部分缓解了肺动脉高压,而后者常并发于严重病患,恶化预后。

肺减容术（lung volume reduction surgery，LVRS）

在某些病例中通过手术减少过度膨胀的肺容积是有价值的。生理学基础是，减少容积会增加对气道的径向牵引力，从而有助于限制动态压缩。此外，吸气肌肉，特别是膈肌，随着机械效率的提高而缩短。最初开始，手术主要是切除肺大泡，但现在，弥漫性肺气肿患者也可以获得良好的效果。手术目的是去除肺气肿和无血管区，并保存接近正常的区域。手术标准通常包括FEV$_1$小于预计值45%，肺容量测量符合气体潴留和过度膨胀，CT扫描显示上肺叶为主的肺气肿，肺康复后运动能力低下。在恰当的患者中，LVRS与肺活量、肺容量、生活质量和呼吸困难的改善有关，在一小部分患者中，可以提高生存率。

哮喘

这种疾病的特点是对各种刺激的气道反应性增强，表现为炎症和广泛的气道狭窄，其严重程度可自发或因治疗而改变。

病理改变

气道平滑肌肥大，在发作时收缩，导致支气管收缩（图4.1B）。此外，黏液腺肥大，支气管壁水肿，嗜酸性粒细胞和淋巴细胞广泛浸润（图4.15）。黏液增多，异常；黏液黏稠，不易活动。在严重的情况下，许多气道被黏液堵塞，其中一些黏液可能会被咳出。典型的痰液稀少，呈白色。上皮下纤维化在慢性哮喘患者中很常见，这是重塑过程的一部分。在单纯性哮喘中，肺泡壁没有破坏，也没有大量化脓性支气管分泌物。偶尔，痰液中大量嗜酸性粒细胞呈脓性外观，这可能被错误地归因于感染。

发病机制

所有哮喘患者共有的两个特征是气道高反应性和气道炎症。研究表明，高反应性是炎症的结果，一些研究者认为哮喘的所有相关特征都与气道炎症有关,包括气道反应性增强、气道水肿、黏液分泌过多和炎性细胞浸润。然而,一些患者中,可能存在气道平滑肌或气道张力调节的基本功能异常。

流行病学研究表明,在大多数病例中哮喘始于儿童期,过敏素质通常起重要作用。然而,环境因素似乎很重要,并可能是过去20～40年间,现代化、富裕西方国家哮喘发病率和严重程度增加的原因。经常暴露于典型的儿童感染和有利于粪便污染的环境与哮喘的发病率较低有关。这些观察研究结果导致了"卫生假说",即处于免疫反应发展关键阶段的儿童,如果不经常暴露于常见儿童感染因子,可能会更频繁地发展为过敏素质和哮喘。其他假说,包括肥胖、身体素质差和接触污染物,也被提出来解释患病率的增加。

引起气道炎症的触发因素并不总是确定的。在某些情况下则可以较好地识别,例如过敏性哮喘时的某些抗原(图4.15)。然而,在其他类型的哮喘中,如运动诱发的哮喘或病毒性呼吸道感染后的哮喘,其触发因素尚未被识别。大气污染物,尤其是汽车尾气中的亚微米颗粒,也可能起到一定作用。

单一类型的炎症细胞或炎症介质似乎并不是哮喘所有表现的原因。嗜酸性粒细胞、肥大细胞、中性粒细胞、巨噬细胞和嗜碱性粒细胞都与之有关。

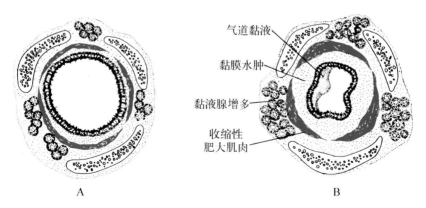

图4.14 哮喘患者的支气管壁(图示)
与正常气道(A)相比,哮喘(B)的支气管壁显示为平滑肌收缩、水肿、黏液腺肥大和管腔分泌物。A.正常;B.哮喘

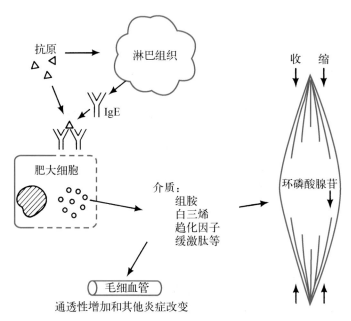

图4.15　过敏性哮喘的某些病理改变

也有证据表明，非炎症细胞，包括气道上皮细胞和神经细胞，尤其是肽能神经细胞，均参与了炎症的发生。一些研究者认为嗜酸性粒细胞在大多数哮喘病例中起着中枢效应器的作用。有证据表明淋巴细胞也与此有关，特别是T细胞，因为一方面它们对特定的抗原发生反应，另一方面它们在炎症细胞功能中起着调节作用。

　　在哮喘中发现了许多炎症介质。细胞因子可能很重要，特别是那些与Th–2有关，辅助T细胞活化的。这些细胞因子包括白介素–3、白介素–4、白介素–5和白介素–13。据认为，这些细胞因子至少部分负责调节炎症和免疫细胞功能，并支持气道炎症反应。其他可能起作用的炎症介质，特别是在急性支气管收缩中，还包括花生四烯酸代谢物，如白三烯和前列腺素、血小板活化因子（platelet-activating factor，PAF）、神经肽、活性氧、激肽、组胺和腺苷。

　　哮喘也受遗传因素的影响。群体研究表明，它是一种复杂的遗传病，既有环境因素，也有遗传因素。后者不是单基因而是多基因遗传。通过连锁分析，哮喘与多种染色体位点的相关性已经得到证实。

临床特征

哮喘通常开始于儿童,但可能发生在任何年龄段。患者既往可能有过敏史,包括过敏性鼻炎、湿疹或荨麻疹,并可能存在与哮喘发作相关的特定过敏原,例如豚草或猫。这样的患者被称为过敏性哮喘。许多这样的患者血清总IgE、特异性IgE以及外周血嗜酸性粒细胞增多。如果没有过敏史,也没有外部过敏原可以被识别,则使用"非过敏性哮喘"一词。

在所有哮喘患者中,普遍存在气道高反应性,这就导致非特异性刺激物引起症状,如烟雾、冷空气和运动。气道的高反应性(或高敏感性)可以通过以下方法进行检测,让患者吸入浓度逐渐升高的醋甲胆碱或组胺,并测量FEV_1(或气道阻力)。导致FEV_1下降20%的浓度称为PC20(激发浓度20)。在特别设计的运动方案前后测量肺活量,若运动后FEV_1降低也可证实气道高反应性。

哮喘病情恶化,通常被称为"哮喘发作",可能发生在空气质量变化、病毒感染或运动后,特别是在寒冷的环境中,但也可能发生在无明显诱因的情况下。因为环氧合酶途径的抑制,使用阿司匹林是一部分患者哮喘发作的原因。而这也与遗传因素有关。在发作期间,患者可能极度不安、直视、焦虑,并抱怨胸闷。呼吸辅助肌肉呈活跃状态。肺部过度膨胀,所有区域都能听到明显的哮鸣音。脉搏快,并可能出现奇脉(吸气时收缩压和脉压明显下降)。痰少而黏稠。胸片显示过度膨胀,但其他方面是正常的。哮喘持续状态是指尽管使用了支气管扩张剂和皮质类固醇治疗,持续数小时甚至数天仍未缓解的哮喘发作。患者通常有疲惫、脱水和明显心动过速的征象。胸部检查可能是不祥的沉默,迫切需要大力治疗。

治疗应根据病情的严重程度,在疾病缓解期,部分患者缺乏临床症状,体格检查和肺活量测定正常。然而,其他患者即使没有恶化,仍有症状,需要日常药物控制疾病。

支气管活性药物

药物在治疗和预防支气管哮喘发作中起着主要作用。逆转或预防支气管收缩的药物,在哮喘患者治疗中发挥着重要作用。

β 受体激动剂

β 受体有两种类型：$β_1$ 受体存在于心脏和其他部位，它们的兴奋会增加心率和心肌收缩力。$β_2$ 受体兴奋可松弛支气管、血管和子宫平滑肌。部分或完全的选择性 $β_2$ 受体激动剂现已完全取代非选择性激动剂，最常用的药物是沙丁胺醇和左旋沙丁胺醇。这些药物属于中效类。长效制剂，如福莫特罗和沙美特罗，也可用于日常，但应与吸入性皮质类固醇联合使用。这些药物均与肺内 $β_2$ 受体结合，通过增加腺苷酸环化酶的活性，直接舒张气道平滑肌。药物提高了细胞内 cAMP 的浓度，而 cAMP 在哮喘发作时会降低（图4.15）。它们对气道水肿和气道炎症也有影响。其通过与细胞表面的 $β_2$ 受体结合直接抑制炎症细胞功能，而发挥抗炎作用。在这些影响反应的受体中，存在多态性变化。

这些药物是通过雾化器输送的，最好使用计量吸入器或雾化器。药物的快速耐受与哮喘发作期间的频繁用药可能有关。但在稳定期患者的长期用药，这一问题并不常见。

吸入性糖皮质激素

皮质类固醇有两种不同的功能：抑制炎症/免疫反应，增强 β 受体的表达或功能。因为哮喘是一种固有的炎症性疾病，目前吸入性皮质类固醇是一种主要控制药物（即常规每日使用），适用于任何严重程度的持续发作患者。这与 COPD 相反，吸入性皮质类固醇只用于病情较重的患者。当前指南建议，吸入性皮质类固醇适用于每周症状超过2次，吸入 β 受体激动剂1周使用2次以上或因哮喘症状频繁夜间醒来的患者。现在有各种各样的吸入性皮质类固醇，如果按指示使用，皮质类固醇的全身吸收最小，几乎没有严重的不良反应。很多情况下，患者使用组合吸入器，可同时提供皮质类固醇和 $β_2$ 受体激动剂。

支气管哮喘药物

β 受体激动剂

目前使用选择性 $β_2$ 受体激动剂。

在慢性病管理中长效剂型很有用，但只能与吸入性皮质类固醇联合使用。

支气管哮喘药物(续)

短效剂型用于抢救。

吸入性糖皮质激素

除了最轻微的哮喘病例,按照指示经雾化器给药。

辅助药物

抗白三烯、甲基黄嘌呤和色甘酸可能是有用的辅助药。

抗胆碱药

虽然抗胆碱能药物广泛应用于COPD患者的治疗,但在大多数哮喘患者中,它们通常不是治疗方案之一。尽管有证据表明副交感神经系统在哮喘的病理生理学中发挥作用。最近的证据表明,在使用吸入性皮质类固醇和 β_2 受体激动剂强化治疗基础上,长效抗胆碱能噻托溴铵可能对持续症状患者有益处,但这并不是目前的标准治疗。

色甘酸和奈多罗米

尽管其确切的作用机制尚不清楚,但这两种药物被认为通过稳定肥大细胞(图4.15)和其他广泛的作用来防止支气管收缩。它们的使用通常仅限于在已知可诱发症状的情况下进行预防,例如在寒冷、干燥的条件下开始运动之前,或访问某个可触发特定患者症状的环境,例如有猫的家庭。

甲基黄嘌呤

甲基黄嘌呤,包括茶碱和氨茶碱,抑制支气管平滑肌中的磷酸二酯酶,导致支气管扩张。虽然在过去被广泛使用,但因为与皮质类固醇和 β_2 受体激动剂相比,只具有温和的抗炎和支气管舒张作用,并存在毒性风险,需要定期监测血清浓度,因此在目前的临床实践中很少被使用。

白三烯调节剂

由于白三烯C4、D4和E4已越来越多地被认为介导哮喘的部分过敏反应,白三烯受体拮抗剂(如孟鲁司特、扎鲁司特)和5-脂氧合酶抑制剂(如齐留通)现在被用于治疗部分患者。在精心挑选的轻、中度疾病患者中,它们可以代替吸入性皮质类固醇,而在更严重的疾病中,如果将其加入现有的吸入性皮质类固醇治疗,可能会带来获益。对于阿司匹林和其他非甾体抗炎药加重哮喘的患者,它们可能特别适用。

抗 IgE 治疗

奥马珠单抗是一种抗 IgE 单克隆抗体,现在已用于中至重度哮喘患者,这些患者使用大剂量吸入性糖皮质激素后症状仍控制不佳,血清 IgE 水平升高,有过敏原致敏证据。由于难以预计哪些患者对治疗有反应,高昂的费用以及存在包括过敏在内的超敏反应风险,使用一直受到限制。

肺功能检查

与慢性支气管炎和肺气肿患者类似,肺功能的改变通常与哮喘的病理学密切相关。

通气量和力学

哮喘发作期间,呼气流速的所有指标都显著降低,包括 FEV_1、FEV/FVC、$FEF_{25\% \sim 75\%}$、$Vmax_{50\%}$、$Vmax_{75\%}$。FVC 通常也会减少,因为在完全呼气结束时气道过早关闭。两次发作之间,虽然患者可能没有任何症状,体格检查是正常,但通气量通常会受损。

在哮喘治疗中,使用支气管扩张剂后,这些指标的变化具有重要意义(图 4.16)。测试时可使用 0.5% 沙丁胺醇气雾剂,持续 2 min 或用计量吸入器吸几次。通常情况下,当患者在发作期间使用支气管扩张剂时,所有指标都

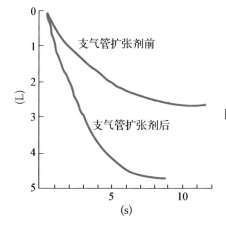

图 4.16 支气管哮喘患者支气管扩张剂治疗前后用力呼气的对比
注意流速和肺活量的显著增加(源自 Bates DV, Macklem PT, Christie RV. Respiratory Function in Disease. 2nd ed.Philadelphia, PA: WB Saunders, 1971)

会显著增加,这种变化是衡量气道反应性的一种有价值指标。其增加的程度因疾病的严重程度而不同。在哮喘状态下,由于支气管无反应,几乎看不到变化(尽管在这种急性发作期间很少进行肺功能检查)。同样,缓解期患者在使用支气管扩张剂后,可能仅表现出轻微的改善,尽管一般情况下会有一些好转。

有证据表明,支气管扩张剂治疗后FEV_1和FVC的相对变化提示支气管痉挛是否已完全缓解。在哮喘发作期间,FEV_1和FVC同比例增加,结果是FEV/FVC比值保持在较低水平并且几乎恒定。然而,当气道肌张力接近正常时,FEV_1比FVC反应更大,FEV/FVC接近约75%正常值。

哮喘患者的流量—容积曲线具有典型的阻塞模式,尽管它可能不会表现出肺气肿中所见的挖空状(图1.8)。使用支气管扩张剂后,所有肺容量的流量值都较高,随着TLC和RV的减少,整个曲线可能会发生偏移。

据报道,哮喘发作期间,静态肺容量增加,FRC和TLC值显著升高。RV增加是由于在完全呼气期间,由于平滑肌张力增加、气道壁水肿和炎症以及异常分泌物而导致的气道过早关闭。FRC和TLC增加的原因尚不完全清楚。然而,弹性回缩会有所损失,压力—容积曲线向上向左偏移(图3.1)。在给予支气管扩张剂后,这种情况趋于正常。有证据表明,肺泡内衬表面张力的改变,可能改变弹性特性。通过增加气道的径向牵引力来降低气道阻力,继而肺容量增加。用氦稀释法测得的FRC通常远低于人体体积描记仪测得的FRC,这反映气道阻塞或通气不良区域的延迟平衡。

在体积描记仪上测量的气道阻力升高,在使用支气管扩张剂后下降。支气管痉挛可能影响所有尺寸的气道,气道传导率和弹性回缩压之间的关系明显异常(图4.10)。大和中型支气管的狭窄可在支气管镜下直接看到。

气体交换

动脉低氧血症在哮喘中很常见,是由通气—血流(V_A/Q)失调引起的。有充分的证据表明存在通气不均,可用放射性气体进行测量显示通气减少的区域。可以看到明显的区域血流不均衡分布,通常不同区域在不同时间显示血流短暂减少。而生理无效腔和生理分流均异常高。

图4.17显示了一例47岁哮喘患者的通气—血流比分布。这个患者在检查时只有轻微的症状。该分布与图2.8所示的正态分布有显著不同。特别要注意的是，在低V_A/Q（约0.1）的肺单位，有着相当数量的总血流量（约25%），并呈双峰分布。这说明患者有轻度低氧血症，动脉血PO_2为81 mmHg。没有单纯的分流（血流到未通气肺泡），这是疾病的特征，但鉴于存在气道黏液堵塞，这一发现令人惊讶。

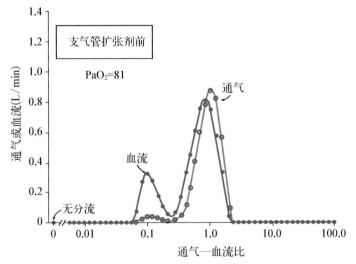

图4.17　哮喘患者的通气—血流比分布情况
注意双峰的外观，大约25%的血液流向通气—血流比在0.1的肺单位

当患者通过气雾剂给予支气管扩张剂异丙肾上腺素时，$FEF_{25\%\sim75\%}$从3.4 L/s增加到4.2 L/s。因此，他的支气管痉挛有所缓解。图4.18显示了通气—血流比分布的变化。注意到低V_A/Q肺泡的血流量从大约25%增加到50%，导致动脉PO_2从81 mmHg下降到70 mmHg。平均V_A/Q从0.10增加到0.14，表明这些肺单位的通气量比它们的血流量增加得稍多。再者，未发现分流。

许多支气管扩张剂，包括异丙肾上腺素、氨茶碱和特布他林，都能降低哮喘患者的动脉PO_2。低氧血症加重的机制是通气不良的区域血管收缩明显减轻。这种血管收缩可能是由介质释放所引起的，比如支气管收缩。PO_2

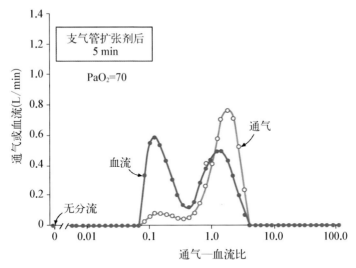

图4.18　与图4.16相同的患者经雾化器使用异丙肾上腺素
注意低通气—血流比肺单位的血流量增加,动脉PO_2出现相应下降

的下降伴随着生理分流和无效腔的增加。然而实际上,药物对气道阻力的有利作用远远超过其对低氧血症的影响。

图4.17和4.18中没有分流,即血液流向不通气的肺单位,这一点令人震惊,特别是因为哮喘患者进行尸解可发现许多气道中都有黏液阻塞。可能的解释是完全闭合的细支气管远端肺组织存在侧枝通气。如图1.11所示。慢性支气管炎患者的肺部也可能存在同样的机制(图4.12)。

哮喘患者的动脉PCO_2通常是正常或较低的,至少在疾病晚期。面对通气—血流失调,通过增加肺泡通气量来防止PCO_2升高(对比图2.9)。在许多患者病情恶化期间,PCO_2可能处于中间或较低的30 mmHg左右,这可能是由于轻度低氧血症刺激外周化学感受器或刺激肺内受体所致。

在哮喘状态下,动脉PCO_2开始升高,pH下降。这是一个不祥的发展,预示着呼吸衰竭,并需要紧急和强化治疗,包括可能的机械通气支持(见第十章)。严重哮喘发作时可出现死亡,常常是因呼吸衰竭所致,对疾病的严重性没有充分认识,患者初始治疗不足。

在单纯性哮喘患者中,一氧化碳的弥散能力通常正常或较高。如果出现减少,应怀疑存在肺气肿。肺弥散能力增加的原因可能是肺容量增大。

肺部过度膨胀增加了正常人的弥散能力,可能是通过增加血气界面的面积。

局限性气道阻塞

到目前为止,本章主要讨论全身性气道阻塞,既有不可逆的,如肺气肿和慢性支气管炎,也有可逆的,如哮喘(某些慢性支气管炎可能表现出部分可逆性)。局限性阻塞不太常见,并且根据阻塞的性质和严重程度伴有不同程度的功能损害。阻塞可能是在气道管腔内、管壁内,或来自管壁外部的压迫而造成(图4.1)。

气道阻塞

这可能是由吸入性异物、气管造口后狭窄、管腔内肿块、管腔外肿块压迫所致,如甲状腺肿大或纵隔淋巴结肿大。存在吸气和呼气喘鸣,吸气和呼气流量—容积曲线异常(图1.9),对支气管扩张剂无反应。通气不足可能导致高碳酸血症和低氧血症(图2.2)。

支气管阻塞

这通常是由于吸入异物引起的,如花生或玻璃弹珠。右肺比左肺更容易受累,因为左主支气管与气管的夹角比右侧更小。其他常见的病因是支气管肿瘤,无论是恶性还是良性,以及周围淋巴结肿大压迫支气管。最后一个原因是特殊的解剖关系,尤其是右中叶支气管。

如果阻塞是完全性,由于混合静脉血中的分压之和小于肺泡气中的分压之和,就会发生吸收性肺不张(见《韦斯特呼吸生理学精要》第十版,第168页)。肺叶塌陷在影像学上经常可见,也可以看到邻近肺的代偿性过度充气和肺部裂隙移位。由于缺氧性血管收缩,以及肺泡外血管和毛细血管容积减少所引起的血管阻力增加,不通气肺的血流灌注减少。然而,残余血流量导致低氧血症。最敏感的测试是100%氧气呼吸时肺泡—动脉PO_2差异(图2.6)。局部阻塞后可并发感染,甚至肺脓肿。如果阻塞在一个节段或更小的支气管内，则可能因为侧支通气而不发生肺不张（图1.11）。长期未解决的支气管阻塞可导致感染和阻塞远端的支气管扩张。

核心概念

1. 慢性阻塞性肺疾病是一种很常见的疾病，可能会致残。这些患者存在肺气肿，慢性支气管炎，或两者兼有。
2. 肺气肿是一种肺实质疾病，其特征是肺泡壁破裂，伴肺弹性回缩力丧失和气道动态压缩。
3. 慢性支气管炎是指气道炎症，黏液分泌过多。肺实质正常或接近正常。
4. 哮喘的特点是气道反应性增高并伴有炎症。气道狭窄的严重程度通常随时间的推移而变化。
5. 以上所有这些疾病都会导致用力呼气的显著变化，FEV_1、FVC 和 FEV/FVC 降低。
6. 吸入性皮质类固醇和 β_2 受体激动剂可有效治疗哮喘。
7. 除戒烟外，吸入 β_2 受体激动剂和抗胆碱能药物是COPD患者的主要治疗方法。吸入性皮质类固醇通常用于病情严重患者。

临床案例

名26岁男子因进行性呼吸困难和胸闷2天进入急诊室。患者干咳逐渐加重，气短明显。几年前患者被诊断哮喘，每天吸入皮质类固醇和按需使用短效 β_2 受体激动剂治疗，病情好转。然而，在几天前开始的上呼吸道感染之后，他更频繁地使用 β_2 受体激动剂，以缓解日益加重的症状。今天，使用吸入器没有缓解病情，患者决定寻求进一步的帮助。经急诊科检查，其生命体征包括体温37.0 ℃，心率110，血压110/75，呼吸频率25，吸空气下 SpO_2 92%。患者胸锁乳突肌和肋间肌收缩明显，双侧肺野有弥漫的哮鸣音，呼气相延长。胸片显示无局灶性渗出，但肋间隙增大，膈肌扁平。

临床案例(续)

问题

1. 患者目前的功能残气量和残气量与他在正常健康状态下相比如何?

2. 哮喘是一种呼气气流阻塞的疾病,为什么患者会觉得自己无法充分吸气?

3. 患者低氧血症最可能的原因是什么?

4. 如果你要获取动脉血气,你希望他的$PaCO_2$有什么变化?

5. 此时什么治疗是合适的?

问题

1. 哪种类型肺气肿主要影响肺尖?

　　A. 由 α_1-抗胰蛋白酶缺乏症引起的肺气肿

　　B. 腺泡中央型肺气肿

　　C. 全腺泡型肺气肿

　　D. 膈旁肺气肿

　　E. 单侧肺气肿

2. A型表现(与B型相反)COPD患者,更容易出现:

　　A. 更多的咳嗽和咳痰

　　B. 肺容量较小

　　C. 肺弹性回缩力下降

　　D. 更严重的低氧血症

　　E. 容易发展为肺心病

3. 哮喘发作期间,在使用支气管舒张剂治疗后,下列哪一项通常会下降?

　　A. FEV_1

　　B. FEV/FVC

C. FVC

D. $FEF_{25\% \sim 75\%}$

E. FRC

4. 一位58岁的男性,有60年的吸烟史,因呼吸困难加重1年就诊。无咳嗽。体格检查示患者体型瘦,听诊有散在的哮鸣音,并伴呼气相延长。肺活量测定:FEV_1占预计值的45%,FVC 占预计值的65%,FEV_1/FVC 为0.58。以下哪一项最有可能在该患者的胸部正位和侧位片看到?

A. 双侧肺门淋巴结病

B. 胸骨后空隙缩小

C. 血管纹理减少

D. 双肺弥漫性渗出

E. 肺基底网格状影

5. 一名22岁妇女出现间歇性呼吸困难、胸闷和咳嗽。几个月前,为缓解症状,患者在一家诊所接受了沙丁胺醇吸入治疗。患者用药每周至少5次,因症状夜间醒来每周至少用药2次。肺活量显示FEV_1占预计值的65%,FVC占预计值的80%,FEV_1/FVC 0.65。所有这些测量结果在使用支气管舒张剂后都得到明显改善。以下哪种方法可日常使用以便疾病控制?

A. 抗IgE治疗

B. 色甘酸

C. 吸入长效抗胆碱能药物

D. 吸入皮质类固醇

E. 吸入长效 β_2受体激动剂

6. 一位38岁男子,有5年吸烟史,因劳累后呼吸困难加剧就诊。肺部听诊闻及呼气哮鸣音伴呼气相延长。肺功能检查显示气流受限,对支气管扩张剂无反应;胸片显示肺容积增大,膈肌扁平,双下肺透亮度增加。对于该患者,下列哪种说法是正确的?

A. 他没有患肺外疾病的风险

B. 应接受 α_1-抗胰蛋白酶缺乏症检测

C. 他很可能是Z基因的杂合子

D. 无有效的治疗方法

E. 该疾病单侧肺气肿常见

7. 一名63岁妇女，劳累后呼吸困难加重18个月。患者为退休教师，30年吸烟史。肺活量检测显示FEV_1占预计值的59%，FVC占预计值的78%，FEV_1/FVC比值为0.62，对吸入性支气管扩张剂无反应。胸片显示肺容积增大，胸骨后空隙增大，膈肌扁平。进一步肺功能检查中，以下哪项最有可能出现？

A. 功能残气量减少

B. RV/TLC减少

C. 肺总量减少

D. 一氧化碳弥散能力增加

E. 残气量增加

8. 一名患有哮喘的16岁女孩因胸闷和喘息进入急诊科，尽管已经给她使用了吸入支气管舒张剂，但症状仍未得到改善。检查发现，患者呼吸空气下血氧饱和度为92%，辅助呼吸肌活动，呼气相闻及弥漫哮鸣音。动脉血气显示PCO_2 33 mmHg、PO_2 62 mmHg，鼻导管给予2 L/min氧气吸入，PO_2可升至90 mmHg。以下哪一项是最有可能导致低氧血症的原因？

A. 弥散功能障碍

B. 过度通气

C. 通气不足

D. 分流

E. 通气—血流比失调

限制性肺疾病

第五章

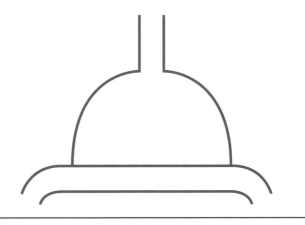

限制性疾病是指由于肺实质的改变或胸膜、胸壁或神经肌肉组织的疾病而限制肺扩张的一系列疾病。其特征是肺活量减少，静息肺容积很小（通常），但气道阻力（与肺容积有关）没有增加。因此，这些疾病与单纯的阻塞性疾病不同，尽管存在限制性和阻塞性混合的情况。

肺实质疾病

这个术语是指肺的肺泡组织。简要回顾这种组织结构是恰当的。

肺泡壁的结构

图 5.1 显示肺泡壁中肺毛细血管的电子显微照片。氧从肺泡气体传递到红细胞血红蛋白的各种结构依次是肺表面活性物质层（图中未显示）、肺泡上皮、间质、毛细血管内皮细胞、血浆和红细胞。

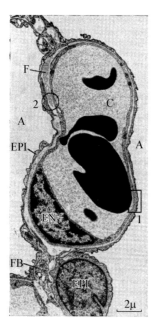

图 5.1 部分肺泡壁的电子显微照片
（A）肺泡腔；（EPI）1 型肺泡上皮细胞核和细胞质；（C）毛细血管腔；（EN）内皮细胞核；（FB）成纤维细胞；（F）胶原纤维；（1）血气屏障薄区；（2）血气屏障厚区（源自 Weibel ER. Morphological basis of alveolar-capillary gas exchange. Physiolo Res, 1973, 53: 419-495）

细胞类型

不同类型的细胞具有不同的功能和对损伤的不同反应。

1型肺泡上皮细胞

这是肺泡壁的主要结构细胞，它的长胞质延伸几乎覆盖了整个肺泡表面（图5.1）。该细胞的主要功能是机械支持。它很少分裂，新陈代谢也不活跃。当1型细胞受损时，它们会被2型细胞所取代，随后转化为1型细胞。

2型肺泡上皮细胞

这是一个近乎球形的细胞（图5.2），对肺泡壁几乎没有结构上的支持，但代谢活跃。电子显微照片显示为含有磷脂的片状体。这些细胞在内质网中形成，穿过高尔基体，最终挤进肺泡腔形成表面活性剂（见《韦斯特呼

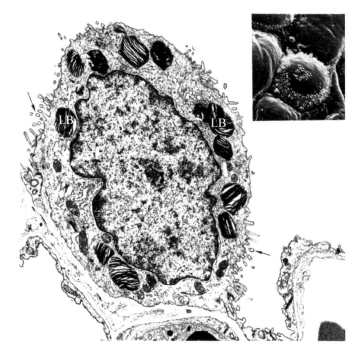

图5.2 2型上皮细胞电子显微照片（10 000×）

注意片状体（LB）、大细胞核和微绒毛（箭头所示），它们主要集中在细胞边缘，细胞质富含细胞器。右上角的插图是一张扫描电子显微照片，显示了一个具有微绒毛分布特征的2型细胞（3 400×）（源自Weibel ER, Gil J. structure-function relationships at the alveolar level. in: West JB, ed. Bioengineering Aspects of the Lung. New York, NY: Marcel Dekker, 1977）

吸生理学精要》第十版，第114页）。肺泡壁损伤后，这些细胞迅速分裂成线状，随后转化为1型细胞。3型细胞也被描述过，但较为罕见，其功能尚不清楚。

肺泡巨噬细胞

这种清道夫细胞在肺泡壁周围游走，吞噬外来颗粒和细菌。细胞内含有消化吸收异物的溶菌酶。

成纤维细胞

这个细胞合成胶原蛋白和弹性蛋白，它们是肺泡壁间质的组成部分。经过各种疾病的侵袭，这些物质可能会大量沉积下来。继而导致间质纤维化。

间质

间质填充了肺泡上皮和毛细血管内皮之间的空隙。图5.1显示毛细血管的一侧壁较薄，它仅由上皮层和内皮层融合的基底膜组成。在毛细血管的另一侧，间质通常较宽，包括1型胶原纤维。厚侧主要负责流经内皮的液体交换，而薄侧负责大部分的气体交换。

间质组织也见于肺的其他部位，尤其是血管、支气管周围间隙以及小叶间隔。肺泡壁的间质与血管周围间隙的间质是相连续的（图6.1），是液体从毛细血管流向淋巴管的通道。

弥漫性肺间质纤维化

这种命名令人困惑。同义词包括特发性肺纤维化、间质性肺炎和隐源性纤维化肺泡炎。一些医生将"纤维化"一词保留到疾病晚期。肺功能的变化将详细描述，在本章后面提到的许多其他疾病，它也具有代表性。

病理

其主要特点为肺泡壁间质增厚。最初有淋巴细胞和浆细胞浸润。随后，成纤维细胞出现并形成厚厚的胶原纤维束（图5.3）。这些改变可能不规则地分散在肺内。在疾病早期，部分患者肺泡内可见由巨噬细胞和其他单核细胞组成的细胞渗出液。这称为"脱落"。最终，肺泡结构被破坏，瘢痕形成多个充满气体的囊腔，这些囊腔由终末细支气管和呼吸性细支气管扩张形成，即所谓的蜂窝肺。

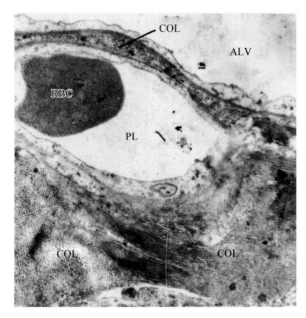

图5.3 弥漫性间质纤维化患者的电子显微照片

注意厚厚的胶原蛋白束。COL，胶原；ALV，肺泡腔；RBC，红细胞；PL，血浆。比较图5.1（源 自 Gracey DR, Divertie MD, Brown AL Jr. Alveolar-capillary membrane in idiopathic interstitial pulmonary fibrosis. Electron microscopic study of 14 cases. Am Rev Respir Dis, 1968, 98: 16–21）

发病机制

尚不清楚，尽管在某些情况下有免疫反应的证据。

临床特征

这种疾病并不常见，往往会发生在50 ～ 70岁的成年人身上。患者通常表现为呼吸困难，呼吸急促、浅，运动时更为明显。患者经常有刺激性干咳，但没有发热、咯血、胸痛和其他全身症状。

体格检查时，严重患者休息时可出现轻度发绀。通常在运动时恶化。听诊时常在双肺闻及捻发音，特别是在吸气末期。杵壮指很常见。胸片（图5.4）显示网状或网状结节状，尤其是基底部。膈肌附近的斑片状阴影可能是基底塌陷引起的。在疾病晚期，出现蜂窝状结构，这在胸部CT扫描时最为明显；这是由被增厚组织包围的多个空腔产生（图5.5）。CT也可以显示气道被周围纤维组织牵拉，这种现象被称为牵引扩张。肺容积通常小，膈肌上升。

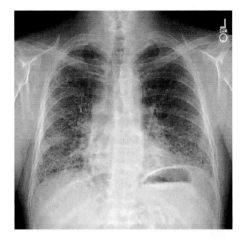

图5.4　特发性肺纤维化患者的胸片
注意小而收缩的肺和胸廓，以及抬高的膈肌。双肺均可见网状或"网状"样模糊，特别是肺基底部。比较图4.8A中的正常外观

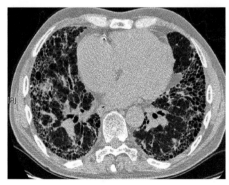

图5.5　特发性肺纤维化患者的胸部CT扫描
可见广泛的间隔增厚和明显的蜂窝状结构，尤其在肺周围

肺心病可能是疾病晚期的并发症。这种疾病通常会悄无声息地发展，患者通常会在确诊后几年内死于终末期呼吸衰竭。部分患者在数天到数周的时间内出现急性加重，病死率非常高。

肺功能

通气量和力学

肺活量测定通常显示限制性模式（图1.2）。FVC明显降低，但气体被迅速呼出，因此尽管FEV_1较低，但FEV/FVC正常或异常高。用力呼气肺量图几乎呈正方形，与阻塞性模式形成鲜明对比（图4.16）。$FEF_{25\%\sim75\%}$正常或偏高。流量—容积曲线不显示阻塞性疾病的挖空形状，当与绝对肺容积相关时，流速通常高于正常值。如图1.5所示，可以看到限制性疾病曲线的下降支位于正常曲线上方。

　　所有的肺容积都减少了，包括TLC、FRC和RV，但相对比例或多或少得到了保留。肺的压力—容积曲线变平并向下移位（图3.1），因此在任何给定容量下，跨肺压都异常高。TLC产生的最大弹性回缩力通常高于正常值。

　　所有这些结果与肺泡壁纤维化的病理学表现一致（图2.5、图5.3）。纤维组织减少了肺的膨胀性，就像皮肤上的瘢痕减少了它的拉伸性一样。因此，肺容积很小，需要异常高的压力来扩张肺。气道可能没有明确的受累，但随着肺容积的减少，气道趋于狭窄。然而，在一定的肺容积下，气道阻力是正常的，甚至是降低，这是因为周围组织对气道壁施加的收缩力异常高（图5.6）。病理上与之相关的是由终末和呼吸性细支气管扩张形成的蜂窝状外观，其周围有增厚的瘢痕组织。

气体交换

　　动脉PO$_2$和PCO$_2$通常降低，pH正常。休息时低氧血症通常很轻微，直到疾病进展。然而，在运动中，PO$_2$经常急剧下降，发绀可能很明显。在确诊患者中，生理无效腔和生理分流都是增加的。

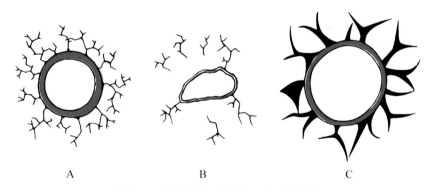

A　　　　　　　B　　　　　　　C

图5.6　肺气肿和间质纤维化的气道口径

肺气肿时，气道由于失去了径向牵引力而容易塌陷。相比之下，纤维化时，径向牵引可能过度，结果与肺容积相关时气道口径较大。A. 正常；B. 肺气肿；C. 肺纤维化

　　弥散障碍和通气—血流（V$_A$/Q）失调对这些患者低氧血症的相对影响一直存在争议。很自然地认为图2.5和图5.3所示的组织学表现减缓了氧气从肺泡气体到毛细血管的弥散，因为屏障的厚度可能增加了许多倍（与图5.1

比较）。此外，运动期间低氧血症的加重与弥散障碍的机制是一致，因为运动减少了红细胞在肺毛细血管中的停留时间（图2.4）。

　　然而，我们现在知道在这些情况下，弥散障碍不是低氧血症的主要原因。首先，正常肺有巨大的弥散储备，因为血液的PO_2在其通过毛细血管的早期几乎达到肺泡气体（图2.4）。此外，这些患者的肺内通气和血流严重不平衡。在图2.5和图5.3所示的混乱结构下，通气血流失调怎能不发生？一次呼吸氮冲洗和放射性气体测量区域功能均能证实这种不平衡。

　　为了在两种可能的机制中找出低氧血症原因，有必要测量V_A/Q不平衡程度，并确定有多少低氧血症是由这一因素引起。对一系列间质性肺病患者，已经使用了多重惰性气体消除技术。图5.7显示这些患者静息时，低氧血症完全可以用V_A/Q不平衡程度来解释。然而图5.8显示，在运动时，观察到的肺泡PO_2通常低于根据V_A/Q不平衡测量值预计的值，因此，肯定存在低氧血症的另外原因。最可能的是，这些患者出现了弥散障碍。然而，由弥散障碍引起的低氧血症仅在运动时才明显，即便如此，它仅占肺泡—动脉PO_2差的1/3左右。

弥漫性间质纤维化肺功能的特点

- 呼吸困难，呼吸急促
- 肺容积减少
- FEV_1/FVC正常或升高
- 当与肺容积相关时，气道阻力正常或低
- 肺顺应性降低
- TLC时胸腔内压很低
- 动脉低氧血症主要由于V_A/Q不匹配
- 弥散障碍可能导致运动过程中低氧血症
- 正常或低的动脉PCO_2
- 一氧化碳弥散量降低
- 肺血管阻力增加

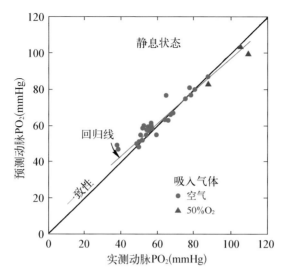

图5.7　间质性肺病患者低氧血症机制的研究

从图中可以看出，由V_A/Q不匹配预计的动脉PO_2与实测的动脉PO_2一致性良好。因此，在静息时，所有的低氧血症都可以解释为通气和血流不匹配

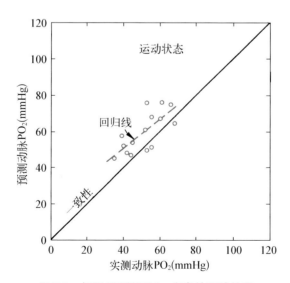

图5.8　如图5.7所示同一患者的运动结果

在这些条件下，实测动脉PO_2低于V_A/Q不匹配模式的预计值。这提示了低氧血症的另一机制，可能是弥散障碍

尽管明显的V_A/Q失调，这些患者的动脉低PCO_2（通常在30左右）是存在的，是由肺泡通气增加所引起（比较图2.9）。通气增加的原因尚不明确。有证据表明，由于肺内受体的刺激，通气控制异常（详见下文）。动脉低氧血症对外周化学感受器的刺激也可能是一个因素。静息时动脉pH通常正常，但由于过度换气和随后的呼吸性碱中毒，运动时动脉pH显著增加（对比图3.3），尽管在运动后期也可能发生由乳酸蓄积引起的代谢性酸中毒。在终末期呼吸衰竭，由于PCO_2增加，pH可能下降。

这些患者对一氧化碳的弥散量通常显著降低至$5\ mL/(min\cdot mmHg)$左右（正常值为$25\sim30$，取决于年龄和身高）。这可能是一个有用的诊断指标：如果弥散量不低，应怀疑诊断。这种减少部分是由于血气屏障的增厚所造成（图2.5）。此外，由于纤维化过程中许多血管被破坏，肺毛细血管的血容量减少。另一个导致肺弥散量降低的因素可能是V_A/Q失调，它导致肺排空不均匀。弥散量不应只反映血气屏障的性质。

运动

轻度弥漫性间质纤维化患者运动时可能比静息时表现出更多肺功能受损的证据。图3.3B所示的变化是典型的，尽管该患者患有过敏性肺炎（见下文）。注意与图3.3A的正常值相比，最大O_2摄取和CO_2排出严重受限。运动时通气的增加被过分夸大。这种夸大主要是由高呼吸频率所引起，在最大运动期间，呼吸频率上升到每分钟60次以上。

由于高通气量与氧摄取和二氧化碳排出的增加不成比例，肺泡和动脉的PCO_2下降，肺泡PO_2升高。然而，如前所述，动脉PO_2下降，从而增加了肺泡—动脉PO_2差。这一结果可以部分解释为肺弥散特性受损（图5.8）。然而，大部分运动性低氧血症是由V_A/Q失调引起。

运动时动脉PO_2降低的一个因素是心输出量异常轻微升高。这些患者通常肺血管阻力增加。这在运动中表现得尤为明显，运动时肺动脉压力可能大幅上升。高阻力是由于肺间质纤维化阻塞了大部分肺毛细血管床（见图2.5）。另一因素是血管平滑肌肥大和随后小动脉狭窄。重要的是要认识到，V_A/Q比例失调时心输出量异常低可导致低氧血症。从一个角度来看，低心排血量会导致混合静脉血中的低PO_2（见第9章）。因此，与混合静脉血PO_2正常时相比，给定V_A/Q比例的肺单位将氧合更少的血液。

如果我们考虑到从间质性肺疾病患者获得的一些实验室结果，可以看到这一因素的重要性。在运动中，O_2摄取从300 mL/min升高到700 mL/min，动脉PO_2从50 mmHg降至35 mmHg。心输出量仅仅从4.6 L/min升高到5.7 L/min；这一运动水平的正常值大约是10 L/min。因此，混合静脉血PO_2降至17 mmHg（正常值约为35 mmHg）。计算表明，如果心输出量增加到10 L/min（并且V_A/Q失调模式保持不变），动脉PO_2应该高出约10 mmHg。

如果在这些患者运动期间测量一氧化碳弥散量，它通常保持在较低的水平，而在正常人中可能是原来的2倍或3倍。

通气控制

我们已经看到这些患者通常浅快呼吸，尤其是在运动时。其原因尚不确定，但有可能是由肺刺激性受体或J（近毛细血管）受体引起的反射引起的。前者位于支气管内或上皮内，可能受到肺弹性回缩力增加引起气道牵引力升高的刺激（图5.6）。J受体位于肺泡壁，可被间质纤维化改变所刺激。目前还没有直接证据表明这两种受体的活性增加，但在实验动物身上的研究表明，这些反射可能导致浅快呼吸。

浅快呼吸模式减少了肺顺应性降低患者的呼吸做功。然而这是以肺泡为代价增加解剖无效腔的通气。

治疗和结果

弥漫性肺纤维化是一个不可避免的致命过程，大多数人在确诊后5年内死亡。虽然酪氨酸激酶抑制剂、尼达尼布和抗纤维化药物、吡非尼酮可以减缓肺功能下降的速度，并且现在越来越多地应用于这类患者，但目前没有任何治疗显示可以改善病死率。肺移植通常在符合严格资格标准的患者中进行。

其他类型的实质限制性疾病

弥漫性间质性肺纤维化的肺功能改变已得到一定程度的讨论，因为该病是其他形式的实质限制性疾病的一个例子。这些疾病现在在这里被简要地考虑，并讨论它们在肺功能模式上的差异。

结节病

- 本病的特点是肉芽肿组织的存在，具有特征性的组织学外观。它经常发生在多个器官。

病理学

特征性病变为非干酪性上皮样肉芽肿,由巨细胞和淋巴细胞的大型组织细胞组成。这种病变可能发生在淋巴结、肺、皮肤、眼睛、肝脏、脾脏和其他部位。在晚期肺部疾病中,可见肺泡壁纤维化改变。

发病机制

这是未知的,尽管可能有免疫学基础。一种可能是一种未知的抗原被肺泡巨噬细胞识别,这导致了T细胞的活化和白细胞介素-2的产生。活化的巨噬细胞也可能释放各种刺激成纤维细胞的产物,从而解释纤维组织在间质中的沉积。

临床特征

根据影像学表现,结节病可分为多个时期。

- 0期:虽然CT扫描可显示纵隔淋巴结肿大(淋巴结病),但在胸部平片上没有发现。

- 1期:双侧肺门腺病常合并右侧气管旁腺病(图5.9)。无肺功能障碍。当伴有多关节和结节性红斑时,这被称为洛夫格伦综合征。

- 2期:双侧肺门腺病及网状模糊,以中上部最为明显。

- 3期:中上肺区可见网状模糊,肺门腺病缩小。

- 4期:纤维化,主要发生在上叶。低肺容积和牵引扩张常见。

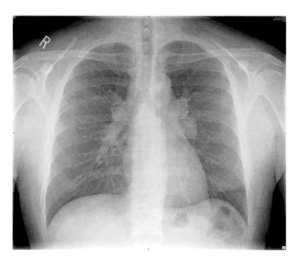

图5.9　1期结节病患者胸片
影像学示双侧肺门淋巴结病,但无实质模糊影

即使描述了该病的多个时期,患者也不一定从较低向较高时期进展。许多初期疾病患者无症状,常由于其他原因(例如,就业筛选)进行放射学检查时,被确定为结节病。症状通常包括呼吸困难和干咳。结节病还可引起关节炎、葡萄膜炎、腮腺肿大以及心脏和中枢神经系统的各种表现。

肺功能

在疾病的0和第1期没有肺功能损害。到2和3期,限制性类型的典型变化是可见,虽然影像学表现有时显示对功能的干扰比实际存在的要多。

最终,可能会出现严重的肺纤维化,并伴有严重的限制性功能模式。所有肺容积都很小,但FEV_1/FVC比值保持不变。肺顺应性明显降低,压力——容积曲线变平并向右下偏移(见图3.1)。静息动脉血PO_2较低,经常在运动时显著下降。动脉中PCO_2水平正常或偏低,但最终可能随着呼吸衰竭的发生而升高。一氧化碳弥散量(转移因子)显著降低。晚期可发展为肺心病。

治疗

许多处于疾病早期的患者,包括洛夫格伦综合征患者,不需要任何治疗,并可自发缓解。对于肺功能和/或症状恶化或肺外受累的患者,通常采用全身皮质激素进行治疗。

过敏性肺炎

过敏性肺炎也被称为外源性过敏性肺泡炎,是一种实质肺疾病,是由吸入的有机粉尘引起的3型(有时是4型)过敏反应发展起来的。这种接触通常是职业性的和严重的,但可在家中对抗原做出反应。血清中可检测到沉淀素。

"外源性"一词意味着病因是外在的,可以被识别,与病因不明的"内源性"纤维性肺泡炎(上文讨论的弥漫间质纤维化)不同。大量接触已被证明可引起过敏性肺炎。常见的例子包括发霉干草中嗜热性放线菌孢子引起的农民肺,羽毛和排泄物中的禽抗原引起的饲鸟者肺,以及空调器肺和蔗尘肺(甘蔗工人)。

病理学

肺泡壁增厚,淋巴细胞、浆细胞浸润,偶有嗜酸性粒细胞和组织细胞聚集,在某些区域形成小肉芽肿。小细支气管常受累,管腔内可有渗出物。当暴露于致病抗原持续时间较长时,晚期病例会发生纤维化。

临床特征

这种病有急性或慢性两种形式。前者在暴露后4～6小时出现呼吸困难、发热、颤抖和咳嗽症状,并持续24～48小时。患者休息时常有呼吸困难,双肺区有细捻发音。这种疾病也可能以慢性形式出现,而无急性发作。这些患者表现为进行性呼吸困难,通常持续数年。在急性期,胸片可能是正常的,但在CT扫描中经常可见小结节浸润或磨玻璃影。在慢性形式中,上肺叶纤维化很常见,在胸部平片和CT扫描中都可以看到。

肺功能

在发育良好的疾病中,可以看到典型的限制性模式。这包括肺容积减少,顺应性降低,运动时恶化的低氧血症,动脉PCO_2正常或偏低,以及弥散量降低(图3.3)。在早期,可能存在不同程度的气道阻塞。

治疗

最重要的治疗原则是消除致病抗原。一些患者需要长时间的全身皮质类固醇治疗,但如果继续暴露于致病抗原,这可能不会有所改善。

由药物、毒物和辐射引起的间质性疾病

多种药物都可引起急性肺反应,进而导致间质纤维化。这些药物包括白消安(用于治疗慢性粒细胞白血病)、抗生素呋喃妥因、抗心律失常药物胺碘酮和细胞抑制剂博来霉素。其他抗肿瘤药物也会导致纤维化。博来霉素给药后高浓度的氧可引起急性毒性改变,并继发间质纤维化,甚至在患者接受药物治疗数年后也是如此。吞食除草剂百草枯会导致致命性间质纤维化的迅速发展。如果肺处于放射治疗区域内,治疗性放疗会引起急性肺炎继而纤维化。

石棉肺

长期接触石棉纤维可导致多年后出现弥漫性间质纤维化。其临床特征、肺功能和气体交换异常类似于特发性肺纤维化,将在第七章进一步描述。

胶原血管疾病

系统性硬化(全身性硬皮病)患者可发现具有典型限制性模式的间质纤维化。呼吸困难通常是严重的,与影像学表现或肺功能的改变不相称。其他可能导致纤维化的结缔组织疾病包括系统性红斑狼疮和类风湿关节炎。

癌性淋巴管炎

这是指癌组织通过肺淋巴管扩散,并可能使癌复杂化,主要是胃癌或乳腺癌。呼吸困难突出,可见到典型的限制型肺功能模式。

胸膜疾病

气胸

空气可以从肺部进入胸膜腔,或者不太常见的是,由穿透性伤口经胸壁进入胸膜腔。由于肺和胸壁的弹性回缩力,胸膜腔内的压力通常低于大气压。当空气进入胸膜腔时,肺塌陷,胸腔膨胀(参见《韦斯特呼吸生理学精要》第十版,第121页)。这些变化在胸片上很明显(图5.10),显示肺部分或完全塌陷,胸腔过度扩张,受累侧膈肌受压,有时纵隔移位远离气胸。如果气胸很大,这些变化最为明显,尤其是张力性气胸时(见下文)。

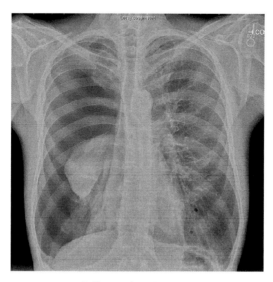

图5.10 胸片显示右侧大面积自发性气胸
注意右肺小而塌陷

自发性气胸

可发生在有或没有潜在肺部疾病的个体中

伴有突然发作的呼吸困难和胸痛

可被血液逐渐吸收

较大的气胸可能需要胸腔闭式引流

反复发作可能需要手术治疗

张力性气胸是一种急症

自发性气胸

自发性气胸的病因可分为两类。在原发性自发性病例中，气胸的发展没有任何诱发肺部疾病。通常发生在高大的年轻男性，这种形式是由肺尖附近表面的小气泡破裂所造成，可能是由于直立肺上部区域出现的高机械应力导致（图3.4）。在继发性自发性气胸病例中，患者有潜在的肺部疾病，如COPD、囊性纤维化或卡氏肺囊虫性肺炎，易导致气胸。在高气道压力机械通气时也可能发生（见第十章）。

在这两种类型中，其症状通常是突然性、单侧胸膜疼痛并伴有呼吸困难。听诊大量气胸患者时，患侧呼吸音减弱。诊断很容易被X线片证实，现在可以通过胸部超声确诊。

气胸逐渐被吸收，因为静脉血中的分压之和远小于大气压。对于解决大气胸或有潜在肺部疾病的患者，胸腔闭式引流术可能是必要的。这需要通过胸壁插入一根导管，并将其与水下密封装置连接，允许空气从胸腔中逸出、而不能反向进入胸腔。复发性发作可能需要手术治疗，以促进两个胸膜表面之间的黏连（胸膜固定术）。

张力性气胸

在一小部分气胸中，肺与胸膜腔之间的连接呈现单向阀的作用。因此，空气在吸气时进入胸膜腔，但在呼气时无法逸出。其结果是一个大气胸，其压力可能大大超过大气压力，从而干扰静脉回流到胸腔。

这种医疗紧急情况是通过呼吸窘迫加重、心动过速、颈部静脉扩张和纵隔移位的迹象来识别的，如气管偏移和心尖搏动移位。虽然胸片显示出特征性变化,但在获得胸片之前,必须根据临床情况进行诊断。治疗方法包括紧急减压,将针头插入患侧胸壁,然后进行胸腔闭式引流术。

肺功能

可以预见,气胸会降低FEV_1和FVC,但在实践中,肺功能测试很少用于评估急性呼吸困难,也不会用于气胸的诊断。

胸腔积液

这是指胸腔内的液体而不是气体。它本身并不是一种疾病,但它经常伴随严重的疾病,因此应该始终寻求一种解释。

如果积液量大,患者常自述呼吸困难,并可能有潜在疾病引起的胸膜疼痛。胸部症状通常包括受累侧胸部运动减少,呼吸音消失,叩诊呈浊音。胸片、CT扫描和超声可用于鉴别胸腔积液(图5.11A–C)。

胸膜积液根据其蛋白质含量和乳酸脱氢酶浓度的高低分为渗出液和漏出液。许多疾病都可能导致渗出,但最常见的原因是恶性肿瘤和感染。渗出液使严重的心力衰竭和其他水肿状态(如肝硬化和慢性肾病)复杂化。积液引流可改善症状,但治疗应针对根本原因,预防复发。肺功能如气胸时一样受损,但在实践中没有进行测量。

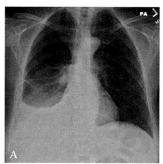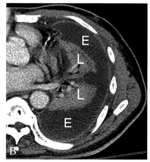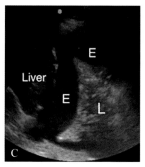

图5.11 胸腔积液的胸部影像学表现

A.胸部平片。注意右半隔膜和右心边界出现致密、均匀的不透明模糊影。不透明的上边缘呈曲线状,称为"半月板征",高度提示有积液;B.胸部CT扫描图像。肺(L)被周围的积液(E)压缩;C.超声图像显示胸腔积液(E),肺(L)和肝脏。在超声上,肺部比正常情况下更清晰可见,因为受到周围液体的压缩,使肺密度更大。注意,超声检查时液体是黑色,与胸部平片不同

胸腔积液的其他类型还包括脓胸、血胸和乳糜胸，它们分别指胸腔内存在脓、血和淋巴。

胸膜增厚

有时，长期的胸腔积液会导致坚硬、收缩的纤维化胸膜，夹住肺部，阻止其扩张。这可能导致严重的限制性功能损害，特别是如果疾病是双侧的。这可能需要手术剥离。

胸壁疾病

脊柱侧弯

胸部骨性畸形可导致限制性疾病。"脊柱侧弯"是指脊柱的侧弯和后凸到后弯。常伴有肋骨向后突出，表现为额外的脊柱后凸。在大多数情况下，病因不明，尽管偶尔由骨结核或神经肌肉疾病引起。

患者最初自述劳力性呼吸困难；呼吸急促而浅。随后出现低氧血症，最终可能继发二氧化碳潴留和肺心病。如果患者吸烟，支气管炎很常见。

肺功能测试通常显示所有肺容积减少。如果与肺容积有关，气道阻力接近正常。然而，存在着通气不均，部分原因是重力依赖区的气道闭合。肺部分受压，常出现肺不张。

低氧血症是由通气—血流比例失调引起的。在晚期疾病中，经常可以发现CO_2的通气反应减弱。这种减少反映了由于胸壁畸形引起的呼吸功增加。不仅胸壁僵硬，呼吸肌也不能有效工作。肺血管床受到限制，导致肺动脉压力升高，并被肺泡缺氧所进一步恶化。可能出现静脉淤血和周围水肿。患者可能死于并发的肺部感染或呼吸衰竭。

强直性脊柱炎

在这种病因不明的疾病中，脊柱关节不动和肋骨固定是渐进、不间断出现。因此，胸壁运动明显减少。FVC和TLC下降，但FEV_1/FVC比值和气道阻力正常。胸壁顺应性可能下降,经常出现通气不均,可能继发于肺容积减少。虽然几乎所有病例的肺实质都保持正常,膈肌运动得以保留,但仍有一小部分患者肺尖部区域发生纤维化。呼吸衰竭不会发生。

神经肌肉疾病

影响呼吸肌肉或其神经分布的疾病包括脊髓灰质炎、格林—巴利综合征、肌萎缩侧索硬化症、重症肌无力、肉毒杆菌中毒和肌营养不良(表2.1、图2.3)。所有这些疾病都会导致呼吸困难和呼吸衰竭。患者无法深呼吸反映了FVC、TLC、吸气量和FEV_1降低。一氧化碳弥散量通常是正常的,因为肺实质不受影响。

应该记住,最重要的呼吸肌肉是膈肌,进行性疾病的患者通常在膈肌受累之前不会表现呼吸困难。到那时,他们的通气储备可能会严重受损。可以通过测量FVC和血气来监测疾病的进展。患者所能产生的最大吸气和呼气压力也会降低。辅助通气(见第十章)可能需要。

核心概念

1. 弥漫性肺间质纤维化是一种限制性肺疾病,其特征是呼吸困难、运动耐量下降、肺小、肺顺应性降低。
2. 肺泡壁可见明显的胶原浸润和毛细血管闭塞。
3. 气道阻力没有增加,事实上,由于气道的径向牵引力增加,用力呼气可导致异常高的流速。
4. 经过血气屏障的氧气弥散受屏障增厚所阻碍,并可能导致低氧血症,尤其是在运动时。然而,通气—血流失调是导致气体交换障碍的主要因素。
5. 其他限制性疾病是由胸膜或胸壁疾病或神经肌肉疾病引起。

临床案例

———位47岁女性被转诊到呼吸门诊,以评估劳力性呼吸困难和疲乏加重。患者是百货公司售货员,因呼吸困难不能胜任日常工作。既往有慢性干咳,否认咯血、胸痛、发热、关节痛、皮疹或眼部不适症状。体检时,患者吸空气SpO_2 93%,双侧肺部有吸气末捻发音,心脏、腹部和皮肤检查正常,无杵状指。胸片显示如下:

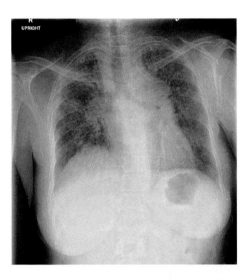

参　数	预计值	支气管舒张剂前	预计值(%)	支气管舒张剂后	变化(%)
FVC(L)	2.73	1.53	56	1.59	4
FEV$_1$(L)	2.28	1.12	49	1.10	− 2
FEV$_1$/FVC	0.83	0.73	88	0.69	− 6

进行支气管镜检查,经支气管活检获得样本的组织病理学检查显示为非干酪性肉芽肿。

临床案例(续)

问题

- 你认为她的 TLC 和 DLCO 会有什么变化?
- 她的压力—容积曲线与健康人相比如何?
- 如果你要测量她的动脉血气,你期望从她的酸碱状态中发现什么?
- 运动时,她的肺泡—动脉血氧分压差会怎样?

问题

1. 一名67岁男性患者,无吸烟史,诉进行性呼吸困难和干咳6个月。检查时,患者呼吸浅快,下肺区听诊有细捻发音和杵状指。胸片显示双侧下肺野低肺容积和网状模糊影。您希望在该患者的肺功能测试中看到以下哪项结果?
   A. FEV_1 增加
   B. FVC 增加
   C. FEV_1/FVC 比值增加
   D. TLC 增加
   E. 与肺容积相关的气道阻力增加

2. 弥漫性肺间质纤维化患者的动脉低氧血症:
   A. 通常在运动时恶化。
   B. 主要由弥散障碍引起。
   C. 与运动时弥散量的大幅度增加有关。
   D. 通常与二氧化碳潴留有关。
   E. 在运动中由于心输出量异常大幅度增加而改善。

3. 在弥漫性肺间质纤维化患者中,给定肺容积下的最大呼气流速可能高于正常受试者,因为:
   A. 呼气机有很大的机械优势。

    B. 气道直径较小。

    C. 动态气道压缩的可能性比正常受试者高。

    D. 气道径向牵引力增加。

    E. 气道阻力增加。

4. 两名患者在同一天转到实验室进行肺功能测试。第一名患者患有晚期肌萎缩侧索硬化症（ALS），第二名患者患有特发性肺纤维化。如果你比较这两名患者的肺功能测试结果，您认为以下哪项测量结果在 ALS 患者中属于正常，而在肺纤维化患者中属于异常？

    A. 一氧化碳弥散量

    B. 1秒用力呼气量

    C. 用力肺活量

    D. FEV_1/FVC 比值

    E. 肺总量

5. 一名59岁慢性阻塞性肺疾病女性患者，突发左侧胸膜炎性胸痛和呼吸困难后到急诊室就诊。在接受评估时，患者呼吸困难、心动过速和低血压恶化。体检发现颈部静脉扩张，气管向右偏移，左侧胸部呼吸音消失。目前需要下列哪项干预措施？

    A. 心电图

    B. 吸入支气管扩张剂

    C. 机械通气支持

    D. 左侧胸部针刺减压

    E. 全身运用皮质类固醇

6. 一名62岁女性患者因持续性干咳和劳力性呼吸困难加重18个月，在呼吸门诊接受评估。体检时，患者吸空气氧饱和度96%，诊所周围步行氧饱和度降至90%；双下肺野听诊有捻发音，无其他明显异常。胸片显示低肺容积，双下肺叶呈网状模糊，胸部CT显示双下肺叶蜂窝状，肺泡间隔增厚。您希望在这个患者的肺功能测试中看到以下哪种模式？

选 择	FEV_1	FVC	FEV_1/FVC	TLC	DLCO
A	正常	正常	正常	正常	正常

（续表）

选 择	FEV$_1$	FVC	FEV$_1$/FVC	TLC	DLCO
B	正常	正常	正常	正常	降低
C	降低	降低	降低	增加	降低
D	降低	降低	正常	降低	降低
E	降低	降低	正常	降低	增加

7. 一名38岁男子在就业前筛查接受胸片检查。结果显示双侧肺门淋巴结病，但无实质模糊，患者被转至呼吸门诊，无不适症状，体检无异常。患者接受支气管镜检查和组织活检，发现非干酪性肉芽肿。关于这名患者，下列哪个选项是正确的？

A. 在动脉血气分析中，他的动脉 PCO_2 可能会增加。

B. 他没有发生其他器官系统的风险。

C. 肺功能测试可能显示没有损伤。

D. 自发缓解在这个疾病时期是不常见的。

E. 如果不治疗，他将会发展成明显的肺纤维化。

肺血管疾病

第六章

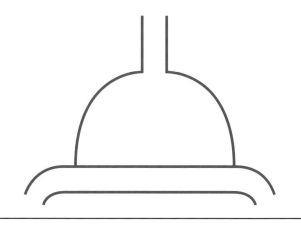

肺血管的病理生理学非常重要。肺水肿本身并不是一种疾病，但它使许多心肺疾病复杂化，并可能危及生命。肺栓塞通常未被诊断，可能致命。对特发性肺动脉高压的病理生理知之甚少，但近年来药物治疗的进展改善了预后。

肺水肿

肺水肿是肺血管外和肺组织中液体的异常积聚。它是多种心肺疾病的重要并发症，可能危及生命。

病理生理

图5.1提示肺毛细血管内衬内皮细胞，并被组织间隙包绕着。如图所示，间隙在毛细血管的一侧较窄，由两层基底膜融合而成，而在毛细血管的另一侧较宽，包含I型胶原纤维。后者对液体交换特别重要。在间隙和肺泡腔之间是肺泡上皮细胞，主要由1型细胞组成，细胞表层为表面活性物质（图5.1没有显示）。

毛细血管内皮对水和许多溶质，包括小分子和离子具有高度的渗透性，蛋白质透过内皮细胞的移动很有限。相比之下，肺泡上皮细胞的渗透性要差得多，即使是小的离子也不容易通过肺泡上皮被动扩散。此外，上皮细胞利用Na-K-ATP泵将水从肺泡泵入组织间隙。

静水压使液体从毛细管中进入组织间隙，而渗透压使液体保持在血管中。液体通过内皮细胞的运动由Starling方程决定：

$$\dot{Q} = K\left[(P_c - P_i) - \sigma(\pi_c - \pi_i)\right] \tag{6.1}$$

在此方程中，$\dot{Q}$是流出毛细管的净流量；K为滤过系数；P_c和P_i分别为毛细管和组织间隙的静水压力；π_c和π_i为相应的胶体渗透压；σ为反射系数。最后一个变量表明，膜在阻止蛋白质通过内皮细胞方面比阻止水通过更有效,在损害细胞的疾病中该系数降低,渗透性增加。

　　虽然这个方程在概念上很有价值,但实际应用价值有限。在这4种压力中,只有一种是可以确定的,那就是毛细管内的胶体渗透压,其值为25～28 mmHg。毛细血管静水压可能介于动脉和静脉压力之间,但从直立肺的顶部到底部差异显著。肺间质液的胶体渗透压尚不清楚,但在肺淋巴液中大约为20 mmHg。然而,淋巴液与毛细血管周围的间质液是否具有相同的蛋白浓度还存在疑问。间质静水压是未知的,但一些生理学家认为它大体上低于大气压。肺毛细血管的 σ 值约为0.7,很可能Starling公式计算的净压力是向外的,导致约20 mL/h的淋巴流量。

　　离开毛细血管的液体在肺泡壁的间隙内流动,并向血管旁和支气管旁间质移动(图6.1)。肺动脉、静脉和支气管周围组织形成一个薄鞘,内含淋巴管。肺泡本身没有淋巴管,但一旦液体到达血管旁和支气管旁间质,其中一些进入淋巴管,而另一些通过疏松的间质组织移动。淋巴管将淋巴液主动泵入支气管和肺门淋巴结。

　　如果有过多的液体从毛细血管中漏出,有两个因素会限制这种流动。首先由于水的滤过速度比蛋白质快,蛋白质浓度被稀释,组织间液的胶体渗透压下降。然而,如果毛细管的渗透率大大增加,这个因素就不起作用了。

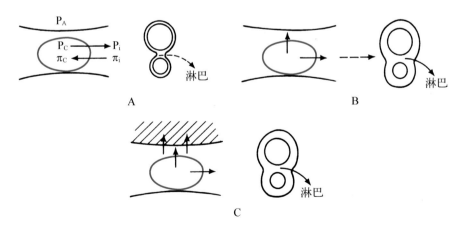

图6.1　肺水肿的阶段

A. 正常情况下肺里有小量淋巴液流出;B. 间质水肿。随着血管周围和支气管周围空间的充盈,淋巴的流量增加,肺泡壁间质变宽;C. 一些液体透过肺泡上皮细胞,产生肺泡水肿

二是间质静水压的升高,降低了净滤过压力。这两个因素都能减少液体向毛细血管外流动。

肺水肿的形成分为两个阶段(图6.1)。首先是间质水肿,其特征是血管旁和支气管旁间质充盈(袖套征),如图6.2所示。可见扩大的淋巴管,淋巴流量增加。此外,毛细血管壁较厚一侧间质也发生一定程度的增宽。肺功能在这一阶段几乎没有受到影响,虽然可以看到一些放射学上的变化(见下文),这种情况很难识别。

第二阶段为肺泡水肿(图6.3)。在这一阶段,液体穿过肺泡上皮细胞进

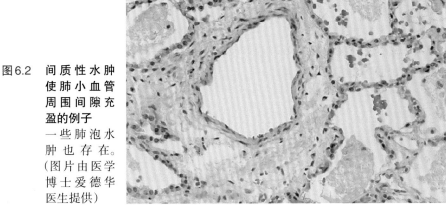

图6.2　**间质性水肿使肺小血管周围间隙充盈的例子**　一些肺泡水肿也存在。(图片由医学博士爱德华医生提供)

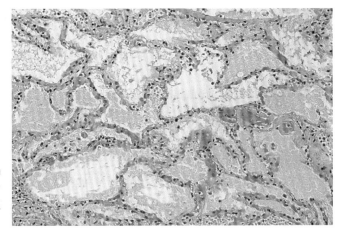

图6.3　**人肺泡水肿肺切片**(图片由爱德华医生提供)

入肺泡,肺泡一个接一个被填满。作为表面张力的作用结果,水肿的肺泡收缩。通气被阻止,在一定程度上肺泡保持灌注,就会发生血液分流,低氧血症是不可避免的。水肿液可进入大小气道,咳出大量泡沫状痰。由于红细胞的存在,泡沫痰通常是粉红色的。究竟是什么促使液体从间质水肿过渡到肺泡水肿,目前还不完全清楚,可能是淋巴管超负荷,肺泡间隙压力过大,液体溢到肺泡。也可能是肺泡上皮受损,通透性增加。这可以解释肺泡液中存在的蛋白质和红细胞。

肺水肿分期

1. 间质性肺水肿

   肺淋巴回流量增加

   血管、支气管周围套状

   胸片上的间隔线

   对肺功能影响小

2. 肺泡性水肿

   通常有严重的呼吸困难和端坐呼吸

   患者可能咳出粉红色的泡沫痰液

   X线片上明显的阴影

   常伴有严重的低氧血症

发病机制

发病机制将从以下7个方面进行讨论,如表6.1所示。

表6.1	肺水肿的原因
机　制	**诱发事件**
毛细管静水压力增加	心肌梗死,二尖瓣狭窄,液体过多,肺静脉阻塞性疾病
毛细血管通透性增加	吸入或循环毒素、败血症、辐射、氧中毒、ARDS
淋巴回流减少	中心静脉压增高,淋巴管癌

（续表）

机　　制	诱发事件
间质压力降低	快速清除胸腔积液或气胸、过度充气
胶体渗透压降低	过度输液，低白蛋白血症
缺氧性肺血管收缩	高海拔
不确定的病因	神经源性，过分充气，海洛因

毛细血管静水压增高

这是肺水肿最常见的原因，常发生于心脏病，如急性心肌梗死，高血压性左心室衰竭，二尖瓣疾病。在所有这些情况下，左房压力升高，导致肺静脉和毛细血管压力增加。这可以通过肺动脉导管测量肺动脉楔压（楔入肺小动脉中的导管内的压力）来确定，该压力大约等于肺静脉压力。

这些情况下是否发生肺水肿取决于压力上升的速度。例如，二尖瓣狭窄患者的静脉压力在很多年的时间内逐渐升高，可能会出现非常高的数值而没有肺水肿的临床表现。部分原因是淋巴管的口径或数量增加，以适应更高的淋巴流量。然而，这些患者往往有明显的间质水肿。相比之下，急性心肌梗死或急性二尖瓣衰竭的患者肺静脉压力上升较少但是更为突然，却可能发展为肺泡水肿。

非心源性原因也会导致肺水肿。水肿可由过多的静脉输注生理盐水、血浆或血液，导致毛细血管压力升高而引起。肺静脉疾病，如肺静脉闭塞病，也可能导致水肿。

在所有这些情况下水肿的部分原因是静水压增加，这扰乱了Starling方程的平衡。然而，当毛细管压力升高到较高水平时，毛细血管壁发生超微结构变化，包括毛细血管内皮、肺泡上皮，甚至是整个肺泡壁的破坏。结果是渗透性增加，随之液体、蛋白质和细胞进入肺泡腔。这种情况称为毛细血管压力衰竭。

毛细血管压力中等升高时，Starling平衡受到干扰，肺泡水肿液的蛋白质浓度较低，因为毛细血管壁的通透性基本保持不变，这有时被称为低渗透性水肿。传统上，这与毛细血管通透性增加的肺泡水肿形成了对比，这将在下一节中讨论。在这种情况下，大量的蛋白质从毛细血管中丢失，因此，肺泡液具有相对较高的蛋白质浓度（高渗透性水肿）。水肿液通常还含有红细胞，红细胞通过受损的毛细血管壁漏出。然而，现在很清楚的是，足够大的毛细血管压力的增加也可以导致高渗透性水肿，因为高压对毛细管壁造成破坏，即压力衰竭。根据肺毛细血管压力的增加程度，有一个从低渗透到高渗透水肿的连续谱。

毛细血管通透性增加

除了上述情况外，在很多条件下也会出现毛细血管通透性增加。吸入毒素（如氯、二氧化硫和氮氧化物）或循环毒素（如感染性疾病患者的内毒素）都会导致肺水肿。对肺的放射性治疗可能导致肺水肿，最终导致间质纤维化。氧中毒也产生了类似的结果。另一个原因是急性呼吸窘迫综合征（acute respiratory distress syndrome，ARDS）（见第八章）。如前所述，水肿液通常具有高蛋白质浓度，并含有许多血细胞。

淋巴回流减少

当存在其他原因时，淋巴回流减少可能是一个重要放大因素。其中原因之一是中心静脉压力增加，这可能发生在ARDS、心力衰竭和输液过多。这显然干扰了胸导管的正常回流。另一个原因是淋巴管阻塞，如淋巴管癌。

间质压力降低

尽管在实践中是否会发生这种情况还不确定，但依据Starling方程预计这将促进肺水肿。然而，如果患者有单侧大量胸腔积液或气胸，然后肺迅速复张，有时会导致患侧肺水肿出现，这种情况称为复张性肺水肿。这可能与肺复张时作用于间质的巨大机械力有关。但水肿液具有高渗透性，可能是肺泡壁的高机械应力引起毛细血管壁的超微结构变化（压力衰竭）。

胶体渗透压降低

这种情况很少单独引起肺水肿，但当存在其他因素导致的肺水肿时，它会加重肺水肿。过度输液就是一个重要的例子。另一个例子是肾病综合征的低蛋白血症。

不确定的病因

这包括几种形式的肺水肿。高原性肺水肿偶尔会发生于登山者和滑雪者（图6.4）。肺毛细血管楔压是正常的，所以肺静脉压升高并不是元凶。然而,肺动脉压力高,因为缺氧性肺血管收缩。目前的证据表明,小动脉收缩是不均匀的,那些未能免受高压损伤区域的毛细血管床继而发生应力衰竭所致的超微结构变化。这一假说可以解释肺泡液中蛋白质浓度高的原因。治疗方法是下降到较低的海拔。当无法降低海拔或降低延迟时,如果有氧气,应给予。而肺血管扩张剂,如钙通道阻滞剂和磷酸二酯酶抑制剂可以用来降低肺动脉压力。

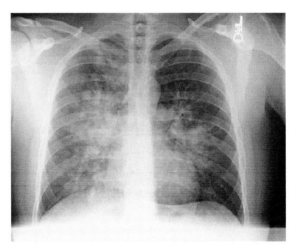

图6.4 一位因高海拔引起肺水肿的患者的X线片
注意斑片状阴影,特别是在右边(图片由彼得哈科特医学博士提供)

神经源性肺水肿见于严重的中枢神经系统损伤后,如创伤性脑损伤或蛛网膜下腔出血。同样,其机制可能是肺毛细血管的压力衰竭,全身动脉压和肺毛细血管压因为交感神经系统活性增强而大幅上升。

机械通气时肺的过度膨胀可引起肺水肿,这可能是由于肺泡壁的机械力过大而破坏毛细血管壁所致。

海洛因过量也会使注射和口服阿片类药物(如海洛因和美沙酮)过量的情况复杂化。其机制尚不清楚。

临床表现

临床表现在一定程度上取决于肺水肿的病因,但也仍然可以做一些归纳。呼吸困难通常是一个突出的症状；呼吸通常又快又浅。轻度水肿在休息时可能很少引起症状，但劳力性呼吸困难是不可避免的。端坐呼吸（平卧时呼吸困难增加）是常见的，特别是在心脏病患者。夜间阵发性呼吸困难（患者夜间醒来伴有严重的呼吸暂停和喘息）和周期性呼吸。早期咳嗽频繁且多为干咳。然而，在暴发性肺水肿时，患者可能咳出大量粉红色的泡沫痰，可能存在发绀。

听诊时，早期肺水肿时肺底吸气时可听到细湿啰音。在更严重的情况下，由于气道狭窄也可能听到哮鸣音。异常心音或杂音常出现于心源性水肿。

根据水肿的原因，胸片可显示心脏增大和肺血管突出。间质水肿使X线片上出现间隔线。这些被称为Kerley B线，是短的、线样的、水平的影像，起源于胸膜表面附近的较低区域，由水肿的小叶间隔形成。更严重的水肿，会出现斑点状阴影（图6.4）。有时，这种阴影从肺门区域放射出来，形成所谓的蝙蝠翅膀或蝴蝶的外观。这样分布的原因尚不清楚，可能与血管周围和支气管周围袖套有关，而这在肺门区大血管周围尤为明显（图6.1和图6.2）。

肺功能

大量的肺功能测试都不适用于肺水肿患者，一方面由于病情严重，另一方面治疗不需要这些测试信息指导。主要的异常在于力学改变和气体交换。

力学

肺水肿降低了肺的可扩张性，使压力—容积曲线向下向右移动（对比图3.1）。其中一个重要因素是肺泡被水肿液充盈，充盈了液体的肺泡由于表面张力的作用容积减小，并减少其对压力—容积曲线的贡献。此外，肺间质水肿本身可能通过干扰肺的弹性而使肺变硬，尽管这方面很难获得明确的证据。水肿的肺在机械通气时需要异常大的膨胀压力，如果不主动充气，则容易塌陷成异常小的体积（见第十章）。

气道阻力通常增加，特别是如果一些较大的气道含有水肿液时。支气管壁受体受刺激而引起的反射性支气管收缩也对气道阻力增加起一定作用。在没有肺泡水肿的情况下，间质水肿由于支气管周围水肿而增加了小气道的阻力也是可能的原因（图6.1）。这实际上挤压了小气道，或者至少将它们与周围薄壁组织的正常牵引力隔离开来（图6.5）。有证据表明这种机制增加了闭合容积（图1.10），从而使得下肺容易出现间歇通气。

气体交换

间质水肿对肺气体交换影响不大。扩散能力的降低有时被归因于血气屏障水肿性增厚，但证据不足。可能是小气道周围的间质水肿带（图6.1和图6.5）造成下肺的间歇通气，导致低氧血症，但这在实践中的重要性不确定。

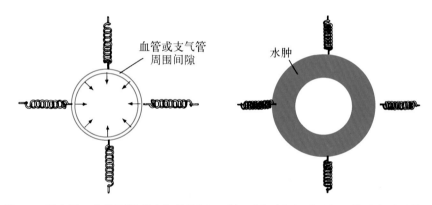

血管或支气管周围间隙

水肿

图6.5　图中显示血管周围或支气管周围区域间质水肿如何减小低血管或气道的管径
水肿带将血管、气道与周围薄壁组织的牵引力隔离开来

肺泡水肿导致严重的低氧血症，主要是由于血液流向不通气的肺单位（见分流，图10.2），即充满水肿液的肺泡或由完全被液体阻塞的气道供应的肺小叶。缺氧性肺血管收缩倾向于减少真正的分流，但通常分流量仍然很大，在严重肺水肿时可能高达50%或更多的肺血流量。机械通气采用呼气末正压（PEEP）通常主要通过清除一些较大气道的水肿液从而显著减少分流量（图10.2），虽然PEEP并不减少总肺水量。

低通气—血流比的肺单元也会导致低氧血症。这可能是由于气道被水肿液部分阻塞，或由于肺单元靠近水肿肺泡而导致通气减少。在使用高浓度氧疗时，这种肺单元特别容易闭合（见图9.4和图9.5），但氧疗通常是缓解低氧血症的重要手段。一个加重急性心肌梗死后肺水肿引起的低氧血症的因素是低心排,它可降低混合静脉血氧分压。

在肺水肿时,肺泡二氧化碳分压通常是正常或低的,因为非水肿肺泡的通气增加。部分是由动脉低氧血症引起,也可能是由肺的受体受刺激引起(参见下一节)。然而,在暴发性肺水肿,二氧化碳潴留和呼吸性酸中毒可能会出现。

通气控制

肺水肿患者通常呼吸浅快。这可能是由肺泡壁J受体的刺激和其他迷走神经传入引起的。快速呼吸模式最大限度地减少了不正常的高弹性呼吸做功。动脉低氧血症是通过周围化学感受器对呼吸的另一个刺激因素。

肺循环

肺血管阻力增加。通气不良或不通气的区域的低氧性肺血管收缩是肺血管阻力增加的机制之一。此外,血管周水肿套可能增加肺泡外血管的阻力(图6.2、图6.5)。其他可能的因素是水肿肺泡的部分塌陷和肺泡壁水肿,可压迫或扭曲毛细血管。

血流的分布有时因间质水肿而改变。正常的肺尖到肺底部的梯度发生反转,导致肺尖血流超过了肺基底部(图6.6)。这最常见于二尖瓣狭窄患者。其原因尚不完全清楚,可能是由于肺在较低区域的扩张较差(见图

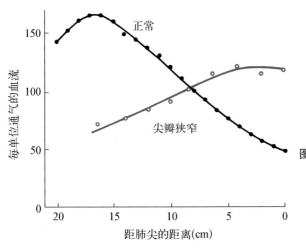

图6.6 二尖瓣狭窄患者血流的分布倒转
原因尚不清楚,较低区域血管周围的间质水肿套(图6.2和6.5)可能是部分原因

3.4），血管周围水肿套增加了较低区域血管的阻力。

这种分布倒转在非心源性水肿（如ARDS）中未见到。

肺栓塞

肺栓塞常在大静脉血栓形成并移行到肺，停留并阻塞肺循环时发生。它有很高的发病率和病死率，很难识别，常常未被诊断。

发病机制

大多数血栓起源于下肢深静脉，但也可能起源于上肢、右心和盆腔静脉。非常特殊的情况下也可见到非血栓性栓，如脂肪、空气和羊水，但比静脉血栓少见。

静脉血栓容易在以下3种情况下发生，通常被称为Virchow三要素：

1. 血液瘀滞；
2. 凝血系统改变；
3. 血管壁异常（内膜损伤）。

血液瘀滞可由骨折后制动、严重疾病或手术、局部压力或静脉阻塞促发。常见于充血性心力衰竭、急性脊髓损伤、休克、低血容量、脱水和静脉曲张。

血管内血液凝血能力在几种情况下会增强，如真性红细胞增多症和镰状细胞病，这些疾病会增加血黏度，导致血管壁附近的血流缓慢。影响凝血级联反应的各种形成条件现已被认识，包括V因子缺乏症、抗凝血酶3缺乏症和蛋白C缺乏。其他情况，包括播散的恶性肿瘤、妊娠和口服避孕药的使用，也与高凝状态有关，但这些变化的机制尚不完全清楚。除了通过基因和其他测试来确定上面列出的一些高凝状态外，还没有可靠的测试来确定血管内高凝趋势。

血管壁损伤可能由局部创伤或炎症引起。这是骨盆和下肢骨折后静脉血栓形成的常见机制。有明显的红肿热痛这些局部静脉炎表现时,血栓可能更牢固地附着在血管壁上。

下肢或骨盆深静脉的血栓形成通常不容易被发现,直到栓塞的症状出现。有时,肢体出现肿胀或局部压痛,并可能有炎症迹象,急性踝关节背屈可能引起小腿疼痛。多普勒超声检查下肢和上肢可以确认深静脉血栓形成,但不能检查髂静脉和盆腔静脉。

当血栓碎片被释放时,它迅速进入某一肺动脉。当非常大的血栓卡在大动脉中时,血栓可能会破裂并阻塞一些稍小的血管。下叶经常受累,因为它们血流量高(见图3.4)。

肺梗死,即栓塞组织的死亡,较为少见。更常见的是远端出血和肺不张,但肺泡结构仍然存在。肺泡表面活性物质的缺乏可能是这些变化的原因之一。如果栓子完全堵塞了大动脉,或者预先存在肺病或心脏病,则更有可能发生梗死。梗死导致肺泡被渗出的红细胞和炎症细胞充盈,并在影像学上形成成不透明影像。少数时候,梗死灶感染,从而导致脓肿。梗死不常见的部分原因是大多数栓子没有完全阻塞血管。此外,支气管动脉之间具有吻合支和气道为肺实质提供氧气也是原因之一。

临床表现

临床表现在很大程度上取决于栓子的大小和病人先前的心肺状况。

中型栓子

通常表现为急性胸膜炎性疼痛伴呼吸困难,较少见轻微发热和咳血性痰。心动过速也很常见,听诊时可能有胸膜摩擦音。可能出现少量的胸腔积液。栓塞与肺炎临床表现相似,但可以通过症状出现的速度来区分,肺栓塞的症状出现的更快。

巨大栓子

可能导致突然的血流动力学崩溃,休克、苍白、胸部中央胸痛,有时失去意识或心脏骤停。脉搏快而弱,血压低,颈静脉充血。心电图可显示右室压力升高的模式。

小栓子

通常没有被发现,或者只是在评估其他问题的胸部影像研究中偶然发现。反复的小栓子可逐渐堵塞肺毛细血管床,导致肺动脉高压(见下文)。

不同大小栓子肺栓塞的特点

小栓子

经常未被发现

反复栓塞可导致肺动脉高压

中型栓子

有时胸痛、呼吸困难和轻微发热

咳嗽可产生带血的痰

可产生胸膜摩擦音

胸片往往正常或接近正常

肺扫描显示未灌注区

大栓子

血流动力学衰竭,表现为休克、苍白和胸部中央胸痛

低血压伴快速、微弱的脉搏和颈静脉充血

有时可致命

诊断

由于临床表现的多样性,肺栓塞很难诊断。胸片通常没有什么发现,虽然在罕见的病例中,可以看到肺外周楔形影,提示梗死或血管征减少(肺血减少)。胸部增强CT扫描是最常用的诊断手段,其关键是能发现肺血管充盈缺损(图6.7)。对于因造影剂使用风险而无法进行CT扫描的患者,可以在静脉中注入放射性标记的白蛋白后进行肺扫描,并将灌注分布与吸入放射性标记气溶胶后测量的通气分布进行比较(图6.8)。肺血管造影是诊断的金标准,但由于其侵入性和CT扫描质量的提高,没有广泛应用。

肺功能

肺循环

肺循环有很强的储备能力,因为许多毛细血管是没有充盈的。当肺动

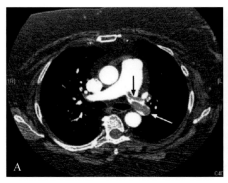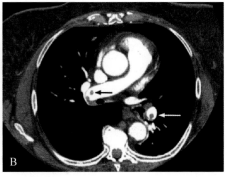

图6.7　增强CT肺栓塞案例

栓子是通过造影剂不能填充肺血管的区域来检测的,称为"充盈缺损"。A. 黑色箭头所指的是左肺动脉近端充盈缺损,而白色箭头所指的是左肺动脉远端充盈缺损; B. 黑色箭头所指的是右肺动脉的充盈缺损,而白色箭头所指的是左肺下动脉的充盈缺损

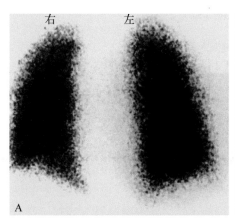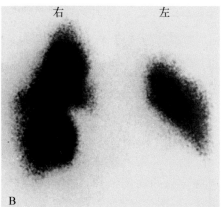

图6.8　一个多发肺栓塞患者的肺扫描

A. 通气图像(氙133标记)显示正常模式; B.灌注图像(99 m锝标记白蛋白)显示了两个肺中没有血流的区域

脉压力升高时,例如,运动时这些毛细血管就会重新开放,此外,还会发生一些毛细血管扩张。这种储备意味着,至少有一半的肺循环被栓子阻塞,肺动脉压力才会显著升高。

除了栓塞的纯机械效应,还有一些证据表明,至少在栓塞后的几分钟内,会发生主动的血管收缩(图6.9)。其机制尚不清楚,但在实验动物中,栓

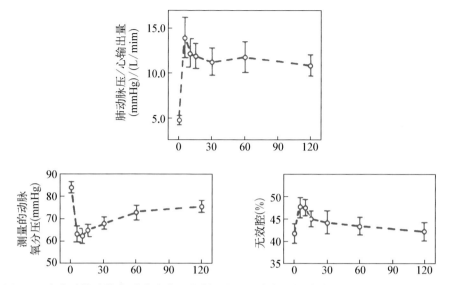

图6.9　犬实验性肺栓塞后肺动脉压力（相对于心输出量）、动脉血 PO_2 和生理无效腔的瞬时变化

这些提示肺循环和气道的主动反应。这些机制对人类的重要性是未知的（引自 Dantzker DR, Wagner PD, Tornabene VW, Alzaraki NP, West JB. Gas exchange afterpulmonary thromboembolization in dogs. Circ Res, 1978, 42: 92−103）

子相关的血小板血清素的局部释放，以及通过交感神经系统的反射性血管收缩，都与此有关。目前还不清楚这些因素在多大程度上对人类起作用。

　　如果栓子大，肺动脉压力明显升高，右心室可能开始衰竭。舒张末期压力增加，可能出现心律失常，三尖瓣功能不全。在一些病例中，出现肺水肿，可能是由于肺动脉压力升高区域的毛细血管漏出（与高海拔肺水肿相比）。

　　随着栓塞的溶解，升高的肺动脉压力在随后的日子里逐渐下降。这是通过纤维蛋白溶解和凝血块机化形成附着在血管壁上的小纤维瘢痕而实现的。因此，血管的通畅性通常得到恢复。

　　力学

　　当人类和实验动物的肺动脉被导管堵塞时，该区域的肺通气就会减少。这种机制似乎是肺泡二氧化碳分压减小对局部小气道平滑肌的直接影响，引起支气管收缩。这种通气减少可以通过向吸入气体中添加二氧化碳来逆转。

虽然这种血管阻塞引起的气道反应通常比相应的气道阻塞引起的血管反应弱得多（缺氧性肺血管收缩），但它有相似的自我平衡作用。减少流向未灌注肺的气流，就减少了通气的浪费，从而减少生理无效腔。这一机制在人类肺栓塞后显然是短暂的或无效的，因为几小时后大多数用放射性氙元素来测量的通气分布显示栓塞区没有缺损。然而，在实验动物中，肺血栓栓塞后肺泡 PO_2、生理无效腔和气道阻力的变化常常会发生（图6.9）。

栓塞区域的弹性可能在栓塞事件发生几小时后发生变化。在实验动物中，一侧肺动脉的结扎会使该侧肺在24小时内出现片状出血性水肿和肺不张。这是由于更新很快的肺表面活性物质的缺失，在失去肺血流量的肺中显然无法得到补充。同样，目前还不清楚这种情况在人类肺血栓栓塞症中发生的频率，也不清楚它是否是传统上被称为梗死的病理过程的一部分。大多数栓子不能完全阻塞血管，这可能限制了梗死的发生。

气体交换

没有二氧化碳潴留的中度低氧血症常见于肺栓塞后。生理性分流和无效腔均增加。关于低氧血症的原因，提出了各种解释，包括在持续血流供应区域的弥散障碍，从而缩短了转运时间（图2.4），由于肺动脉高压和血液流经梗死区域，潜在的肺动静脉吻合开放。

多重惰性气体消除技术测定结果表明，低氧血症可以用通气—血流比例失调来解释。图6.10为两例大面积肺栓塞后患者的血流分布情况。最显著的特征是20%和39%的大量分流（血液流向不通气的肺泡）和存在高通气—血流比的肺单位。高通气—血流比可以用栓塞区来解释，栓塞区血流量通常会大幅减少，但不会完全消失。分流的确切机制还不确定，但它可能是血液流经出血性肺不张区域所致。

低氧血症也可能由于血液流向肺的非栓塞区而发生。由于整个心排血量必须经过肺循环，原来通过血管闭塞区域的血液现在必须通过其他区域，从而降低了通气—血流比和降低动脉氧分压。

肺动脉栓塞后，通过增加肺泡通气量，可以使动脉血二氧化碳分压维持在正常水平（图2.9）。因为生理无效腔，通气量将大幅增加，同时因为栓塞区域而造成通气浪费。

一些研究者认为，动脉血和呼气末二氧化碳分压差可能提示肺栓塞。

在栓塞区域，混合肺泡气的二氧化碳分压因通气血流比升高而降低。因为在这种疾病中很少有不均匀的通气，呼气末二氧化碳分压是测量混合肺泡气二氧化碳分压的一种有用的方法。然而，这种检测手段并没有被广泛应用。

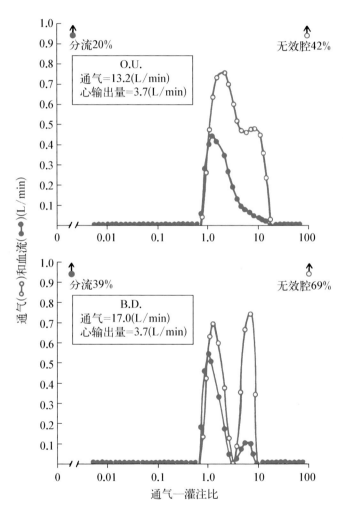

图6.10　**两例急性大块肺栓塞患者通气—血流比的分布**
可以注意到，在这两个病例，低氧血症均可以解释为大量分流（血液流向不通气的肺）。此外，异常高通气—血流比的肺单位的通气大幅增加，代表了栓塞区域（引用自 D'Alonzo GE, Bower JS, DeHart P, Dantzker DR. The mechanisms of abnormal gas exchange in acute massive pulmonary embolism. Am Rev Respir Dis, 1983, 128: 170−172）

肺动脉高压

正常肺动脉平均压力约为15 mmHg；肺动脉压增加（ > 25 mmHg）被称为肺动脉高压。

主要有以下三个主要机制：

1. 肺血管阻力增加。这是引起严重肺动脉高压最常见的原因，可由多种机制之一引起。

    a. 多种疾病引起血管结构的改变，包括中膜肥厚、内膜增厚和丛状病变。这些改变发生在肺小动脉，导致血管狭窄和阻力增加。这是特发性肺动脉高压（见下文）患者以及硬皮病、系统性红斑狼疮、肝硬化、人类免疫缺陷病毒和甲基苯丙胺滥用患者出现肺动脉高压的主要机制。

    b. 血管收缩，主要是由于肺泡缺氧，正如发生于高原的状况。这也是严重阻塞性肺病或肥胖低通气综合征中出现的肺动脉高压的一个原因。

    c. 血管阻塞，如血栓栓塞。此外，血管可能被循环的脂肪、空气、羊水或癌细胞堵塞。有些病例可能是由反复的小栓子引起的。在血吸虫病中，寄生虫寄生于小动脉并引起肉芽肿反应。当滑石粉颗粒污染吸毒者注射的非法物质时，也会发生类似的现象。

    d. 肺毛细血管床的闭塞，如肺气肿或特发性肺纤维化时（图4.2、图4.3）。各种形式的动脉炎也可能发生，如结节性多动脉炎。很少像肺静脉丛疾病那样累及小静脉。

2. 左心房压力增加。例如，二尖瓣狭窄和左心室衰竭。虽然肺动脉压力的变化是由于左心房的高压引起的，但是持续的压力增加会引起肺小动脉壁的结构变化，包括中膜肥厚和内膜增厚。

3. 肺血流量增加。这种情况发生在左向右分流的先天性心脏病，如室间隔或房间隔缺损或动脉导管未闭。最初，肺动脉压力的上升相对较小，因为肺毛细血管有能力通过开放和扩张来适应高流量。然而，持续的高流量导致小动脉壁的结构改变，最终肺动脉压力可能达到体循环压力水平，导致右向左的分流和动脉低氧血症（艾森曼格综合征）。

如果临床表现提示肺动脉高压，通常采用超声心动图通过测定三尖瓣反流量来估计肺动脉收缩压。右心导管是测量肺动脉压力的金标准，但它是侵入性的，通常不需要。一旦在这些测试中确认肺动脉高压，就需要进行额外的检测来确定病因，检测结果可以指导治疗。

特发性肺动脉高压

这是一种罕见的病因不明的疾病，尽管在某些情况下存在遗传易感性。肺动脉压力的增加是由于肺血管阻力的增加而引起的，这些阻力来自中膜肥厚、内膜增厚和丛状动脉病变（图6.11）。它通常发生在中青年女性，通常表现为体力活动时呼吸困难，但在更严重的情况下，体力活动时可能会出现晕厥或胸痛。检查显示右心室肥大的征象，心电图和胸片可以证实。患者经常有低氧血症，尤其是在运动时。一氧化碳的扩散能力降低。如果不加以治疗，这种疾病就会迅速发展，并在短短几年内导致极高的病死率。然而，最新的药物治疗进展，包括口服和静脉注射肺血管扩张剂，显著改善了患者的结局。

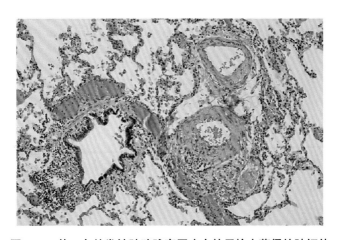

图6.11　从一名特发性肺动脉高压病人的尸检中获得的肺切片

注意由于平滑肌肥大，动脉壁增厚，血管腔狭窄导致血管阻力增加（图片由爱德华·克兰特医学博士提供）

肺源性心脏病

这个术语是指继发于原发性肺疾病的右心疾病。第四章讨论慢性阻塞性肺病（COPD）患者右心室肥厚和体液潴留的发生。同样的结果可能发生在限制性肺病的晚期。

导致肺动脉高压的各种因素包括肺泡壁破坏或间质纤维化导致毛细血管床的闭塞；血栓栓子阻塞，缺氧性肺血管收缩，小动脉壁平滑肌肥大；红细胞增多而导致血黏度增加。"右心衰竭"这个词是否适用于所有患者是有争议的。在某些情况下，心脏的输出会增加，因为它在 Starling 曲线的高位上运行，并在运动时心输出量会进一步增加。这些患者的主要生理异常是体液潴留。然而，在另一些情况下，真正的衰竭也会发生。一些医生将"肺心病"一词限制在那些心电图已经显示右心室肥厚的患者身上。

肺动静脉畸形

这种不寻常的情况的特点是肺动脉和静脉分支之间的异常沟通。大多数患者有遗传性出血性毛细血管扩张症。正如疾病的名称所隐含的，这些病人也有皮肤或黏膜的毛细管扩张，提示存在普遍的血管缺陷。由于黏膜表面的血管异常，通常有个人或家族性复发的鼻出血或消化道出血病史。除了毛细血管扩张，有些患者可能有杵状指，瘘管处听诊可发现杂音。

小的病变不会引起功能障碍，而大的瘘管会引起真正的分流和低氧血症。在吸氧过程中，动脉血氧分压远低于预期值（图2.6）。未经治疗的动静脉畸形也会因肺毛细血管网滤过功能丧失而增加发生脑血管意外和脑脓肿的风险。虽然大动静脉畸形可以在普通胸片上看到，但是增强CT扫描仍是首选诊断检查。

核心概念

1. 液体通过肺毛细血管内皮的运动取决于Starling方程,正常平衡状态的紊乱可导致肺水肿。一个常见的原因是左心衰竭导致毛细血管压力增加。

2. 肺水肿的临床特征包括呼吸困难、端坐呼吸、痰中带血、心动过速和听诊时有啰音。

3. 肺水肿的两个阶段:间质性肺水肿和肺泡性肺水肿。第一个阶段很难发现,但是第二个阶段会引起主要的症状和体征。

4. 肺栓塞很少被诊断。中等大小的栓子通常会引起胸膜炎性疼痛、呼吸困难和咳血痰。可以使用CT肺血管造影或通气—血流扫描来诊断。多发性小栓子可导致原发性肺动脉高压。

5. 肺动脉高压可由左心衰引起的静脉压升高、某些先天性心脏病引起的肺血流量增加,或高海拔地区肺血管阻力增加或肺气肿后毛细血管丧失后肺血管阻力增加引起。另一个原因是特发性肺动脉高压。

临床案例

　　　一名72岁的妇女在家中跌倒导致骨盆骨折,接受手术治疗。手术后,在接受物理治疗时她做得很好,期待出院到康复中心。在住院的第四天,她在试图从床上起来坐到椅子上时,突然出现左侧胸痛和呼吸困难。经检查,她的血压为113/79 mmHg,心率为每分钟117次,呼吸频率为每分钟22次,呼吸空气的氧饱和度为90%。她呼吸时使用辅助呼吸肌,听诊时呼吸音清晰。她的心脏检查除了规律的心动过速外均是正常的,她的双侧腿部水肿,但是右侧比左侧更明显。呼吸空气时动脉血气分析显示二氧化碳分压39 mmHg,氧分压61 mmHg。心电图显示窦性心动过速,但无缺血性改变。胸片显示无局灶性渗出、积液或气胸。CT肺血管造影显示左下肺动脉充盈缺损。

临床案例(续)

问题

- 什么危险因素使患者易患这个问题?
- 如果你要做超声心动图,你预计她的肺动脉压力和右心功能有什么变化?
- 你怎么解释她的动脉血气分析中二氧化碳分压正常?
- 患者低氧血症的机制是什么?

问题

1. 从肺毛细血管腔流入肺间质液体增加的原因可能是:
   - A. 肺泡上皮细胞的通透性增加
   - B. 毛细血管静水压力降低
   - C. 血液的胶体渗透压降低
   - D. 间隙流体静压增大
   - E. 间质液的胶体渗透压降低

2. 关于正常肺的血气屏障:
   - A. 液体可以通过血气屏障较厚侧的间质排出
   - B. 肺泡上皮对水具有较高的通透性
   - C. 血气屏障的较薄侧的强度主要取决于内皮细胞
   - D. 正常情况下没有蛋白穿过毛细血管内皮
   - E. 水是由肺泡上皮细胞主动转运至肺泡腔

3. 关于肺水肿的早期,下列哪个陈述是正确的?
   - A. 液体通过血气屏障薄侧的间质进入血管周和支气管周间隙
   - B. 肺淋巴流量没有增加
   - C. 液体一个接一个的淹没肺泡
   - D. 间质内的静水压力可能降低
   - E. 液体套聚集在小的动脉和静脉周围

4. 间质性肺水肿(没有肺泡性肺水肿的情况下)通常导致:

   A. 胸片上的间隔线

   B. 肺顺应性增加

   C. 肺淋巴流量减少

   D. 严重的低氧血症

   E. 胸部X线片上的绒毛影

5. 关于严重肺水肿伴肺泡充盈:

   A. 肺顺应性增加

   B. 气道阻力不受影响

   C. 动脉低氧血症不能通过呼吸100%的纯氧来消除

   D. 呼吸深而费力

   E. 肺泡水肿引起胸痛

6. 中等大小的肺栓塞常引起:

   A. CO_2潴留

   B. 生理无效腔增加

   C. 肺动脉低压

   D. 干啰音

   E. 心输出量增加

7. 一名41岁男子在跨洋飞行数小时后突然出现严重呼吸困难并伴有左侧胸痛。没有发热、咳嗽或咯血。听诊时呼吸清晰,心脏检查正常,但右腿水肿较左腿严重。哪一种是最合适的初始诊断检查?

   A. 支气管镜检查

   B. 增强胸部CT

   C. 超声心动图

   D. 肺血管造影

   E. 肺活量测定

8. 61岁,女性,没有吸烟史,因2天来呼吸困难加重和干咳入院。检查时血压正常,颈静脉搏动增强,第三心音增强,无杂音,肺部听诊弥漫性湿啰音,双侧腿部水肿。胸片显示心脏增大和双侧弥漫性阴影,而入院后不久的超声心动图显示左心室扩张,射血分数低至30%,估计肺动脉收缩压增加到50 mmHg。下列哪一项最有可能导致她的肺动脉高压?

A. 肺小动脉肉芽肿性炎症

B. 左心衰竭

C. 肺血流量增加

D. 肺小动脉的中膜肥厚和内膜增厚

E. 肺血管床被复发性血栓栓子阻塞

9. 在海拔4 500 m的高山小屋中，一名既往健康的22岁的男子在3天的时间里只做了很少的运动就出现了严重的呼吸困难，咳嗽时咳出粉红色的痰。脉搏血氧饱和度异常低。听诊显示双侧肺湿啰音。以下哪一种机制最有可能导致这名男子的病情？

A. 胶体渗透压降低

B. 肺间质压力降低

C. 左房压力增加

D. 内毒素介导的毛细血管通透性增加

E. 严重的缺氧性肺血管收缩

10. 一名57岁男子患有非常严重的慢性阻塞性肺病，他继续吸烟，在几周内出现体重增加，双下肢水肿而就医。检查时，他的颈静脉搏动增强，双下肢水肿一直延伸到膝盖。心电图显示右心室肥厚和电轴右偏。以下哪个是目前最合适的诊断检查？

A. 支气管镜检查

B. 胸部CT平扫

C. 超声心动图

D. 肺活量测定

E. 下肢多普勒超声检查

环境、肿瘤和感染性疾病

第七章

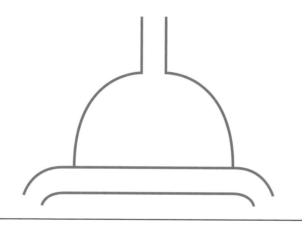

吸入颗粒引起的疾病

　　许多职业性和工业性肺病是由吸入粉末引起的。大气污染物也是其他疾病的重要病因，比如慢性支气管炎、肺气肿、哮喘和支气管癌等。所以我们将从我们生活的环境开始了解。

大气污染物

一氧化碳

　　这是美国按重量计最大的污染物（图7.1，左图）。它是由燃料中碳的不完全燃烧产生的，主要产生于汽车发动机（图7.1，右侧）。一氧化碳的主要危险因素在于它容易与血红蛋白结合。因为一氧化碳对血红蛋白的亲和力是氧气的200倍以上，它成功地与氧气争夺血红蛋白结合位点。一氧化碳也会增加剩余血红蛋白的氧亲和力，其结果是氧气不容易释放到组织中（参见《韦斯特呼吸生理学精要》第十版，第92页）。一个在繁忙城市高速公路上通勤的人可能有5%～10%的血红蛋白与一氧化碳结合，尤其吸烟者。有证据表明这会损害认知能力。通过安装一个处理废气的催化转化器，汽车

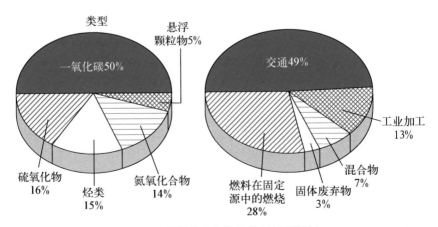

图7.1　美国的空气污染物（按重量计）
交通，特别是汽车是最主要的污染源。固定污染源特别是发电站，占28%（来自环境保护局）

发动机可以减少一氧化碳和其他污染物的排放。

氮氧化物

这些是发电站和汽车中的石化燃料（煤、油）在高温下燃烧时产生的。在烟雾弥漫的情况下，这些气体会导致眼睛和上呼吸道发炎。在较高浓度下，它们可引起急性气管炎、急性支气管炎和肺水肿。黄色的烟雾正是这些气体造成的。

硫氧化物

这是由含硫燃料产生的腐蚀性有毒气体，主要由发电站产生。这些气体会引起黏膜、眼睛、上呼吸道和支气管黏膜炎症。短期接触高浓度的气体会引起肺水肿。在实验动物中长期暴露于较低浓度水平会导致慢性支气管炎。减少硫氧化物排放的最好方法是使用低硫燃料，但这些燃料价格昂贵。

烃类

烃类即碳氢化合物，如一氧化碳，代表未燃烧的浪费燃料。他们在通常的大气浓度下是无毒的。然而，它们是危险的，因为在阳光的影响下形成光化学氧化剂（后面讨论）。

颗粒物

这包括各种大小的颗粒，包括可见烟雾和煤烟。主要来源是发电站和工业工厂。尽管去除这些最小的颗粒会很昂贵，但通常可以通过过滤或洗涤处理废气流来减少污染颗粒的排放。

光化学氧化剂

这些物质包括臭氧和其他物质，如过氧酰基硝酸酯、醛类和丙烯醛。它们不是原本的排放物，而是通过阳光对碳氢化合物和氮氧化物的作用产生的。这种反应比较慢，以致光化学氧化剂的浓度可能会在离漏油处几千米的地方增加。光化学氧化剂可引起眼睛和呼吸道炎症，会产生对植被的破坏和令人讨厌的气味。在较高浓度下，臭氧引起肺水肿。这些氧化剂造成了厚厚的雾霾。

逆温是指在较暖的空气下面有一层冷空气，因此阻止了温暖空气及其污染物正常地逸出到上层大气，大气污染物的浓度往往会大大增加。逆温的有害影响在丘陵环绕的低洼地区尤其明显，比如洛杉矶盆地。

> **主要大气污染物**
>
> - 一氧化碳
> - 氮氧化物
> - 硫氧化物
> - 烃类
> - 颗粒物质
> - 光化学氧化剂

香烟烟雾

这是实际生活中最重要的污染物之一,因为它被吸入的浓度比大气中的污染物大许多倍。它含有约4%的一氧化碳,足以将吸烟者血液中的碳氧血红蛋白水平提高到10%,这个百分比足以损害运动功能和认知能力。烟雾还含有生物碱尼古丁,刺激自主神经系统,引起心动过速、高血压和出汗。芳香烃等被称为"焦油"的物质显然是导致吸烟者患支气管癌高风险的原因。每天吸35支烟的男性较非吸烟者患病的风险是40倍。慢性支气管炎、肺气肿、冠状动脉疾病和外周动脉疾病的风险也会增加。在许多吸烟者和非吸烟者中,一支烟就能显著增加气道阻力(图3.2)。

肺部气溶胶的沉积

气溶胶一词是指在空气中停留相当长一段时间的小颗粒的集合。许多污染物以这种形式存在,它们在肺中的沉积模式主要取决于它们的大小。气溶胶的特性对于理解吸入支气管扩张剂的命运也很重要。人们认识到以下3种沉积机制。

嵌塞

嵌塞是指最大的吸入颗粒无法在呼吸道转弯,结果,许多颗粒嵌塞于鼻咽黏膜表面(图7.2A),以及支气管的分支。一旦一个颗粒撞击到一个潮湿的表面,它就会被困住。鼻通过这种机制除去最大的粒子的效能非常高;几乎所有直径大于20 μm的颗粒,以及约95%的直径为5 μm的颗粒在平静

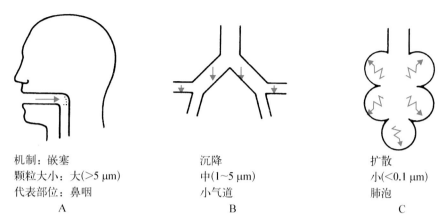

机制：嵌塞　　　　　　　　沉降　　　　　　　　　扩散
颗粒大小：大(>5 μm)　　　中(1~5 μm)　　　　　小(<0.1 μm)
代表部位：鼻咽　　　　　　小气道　　　　　　　　肺泡
　　　　A　　　　　　　　　　B　　　　　　　　　　C

图7.2　气溶胶在肺部沉积的方式
代表部位并不意味着这是这种形式的沉积发生的唯一场所。如嵌塞也发生在中型支气管中,扩散也发生于大气道和小气道中

呼吸时通过鼻过滤。图7.3显示了在经鼻呼吸时,超过3 μm的颗粒沉积于鼻咽部。

沉降

沉降是指粒子因其重量而逐渐降落(图7.2B)。对于中等大小的颗粒

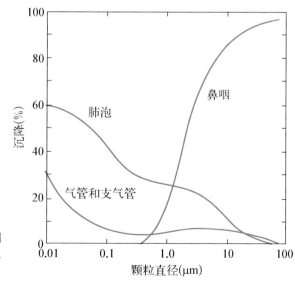

图7.3　气溶胶沉积的位置
　　　最大的颗粒留在鼻咽部,但一些小颗粒可以穿透到肺泡

（1～5 μm）尤其重要，因为通过嵌塞除去较大的颗粒，而较小的颗粒降落的很缓慢。沉积在小气道中广泛发生，包括终末和细支气管。原因很简单，这些气道的尺寸较小，因此颗粒的下落距离较短。请注意，与气体不同，颗粒不能从细支气管扩散到肺泡，因为它们的扩散率可忽略不计（参见《韦斯特呼吸生理学精要》第十版，第7页）。

　　图7.4显示了煤矿工人早期尘肺病的终末和呼吸性细支气管周围堆积的灰尘。灰尘的滞留取决于沉积和清除的平衡，这些灰尘可能是从周围的

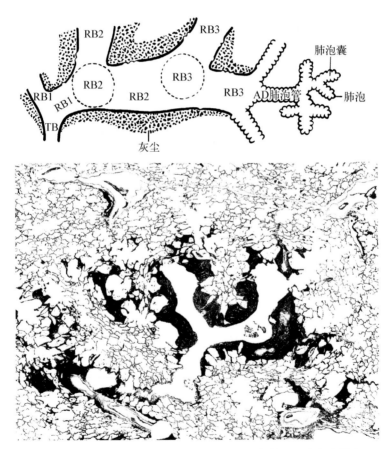

图7.4　煤矿工人的肺切片，显示呼吸性细支气管周围有粉尘堆积
这些小气道出现扩张，有时称为局灶性肺气肿（引自 Heppleston AG, Leopold JG. 慢性肺气肿：解剖和发病机制. 美国医学杂志, 1961, 31: 279−291）

肺泡运送来的。灰尘的积聚像一个图形,提示这些区域的易感性。有人提出,慢性支气管炎和肺气肿的一些早期的改变是继发于大气污染物(包括烟草颗粒)在小气道中的沉积。

扩散

扩散是由于气体分子连续撞击而引起的粒子的随机运动(图7.2C)。扩散主要见于最小颗粒(直径小于0.1 μm)的沉积。扩散主要发生在小气道和肺泡,因为这些部位气体到管壁的距离短。这种机制的沉积也会发生在较大的气道中。

许多吸入的微粒并不沉积,而是在下一次呼吸时排出。事实上,在正常的平静呼吸过程中,只有30%的0.5 μm的颗粒可能留在肺部。这些颗粒太小,以致大部分无法嵌塞或沉降。另外,它们又太大,无法扩散,结果不能扩散从终末和细支气管向肺泡移动,而扩散是这个区域肺内气体运动的正常模式。通过聚集或吸水,小颗粒可能在吸气时变大。

呼吸模式会影响气溶胶的沉积量。深慢的呼吸增加了气体进入肺的穿透力,从而增加了通过沉降和扩散沉积的灰尘量。运动会导致更高的气流速度,尤其会增加嵌塞造成的沉积。一般来说,运动时粉尘的沉积与通风成正比。例如,在采煤工作面工作时,通气就是一个重要因素。

吸入颗粒的沉积和清除

沉积	清除
嵌塞	黏液纤毛系统
沉降	肺泡巨噬细胞
扩散	

沉积颗粒的清除

幸运的是,肺能够有效地清除沉积的颗粒。有两种清除机制:黏液纤毛系统以及肺泡巨噬细胞(图7.5)。

黏液纤毛系统

黏液有两种来源:

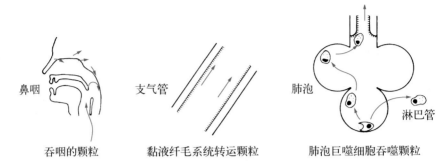

鼻咽　　　支气管　　　　肺泡

淋巴管

吞咽的颗粒　　黏液纤毛系统转运颗粒　　肺泡巨噬细胞吞噬颗粒

图7.5　肺部吸入颗粒物的清除

沉积在气道表面的颗粒由黏液纤毛运输并吞咽。到达肺泡的颗粒被巨噬细胞吞噬，巨噬细胞要么迁移到纤毛表面，要么通过淋巴管运出

1. 位于支气管壁深处的浆液黏液腺（图4.6、图4.7和图7.6）。既有产生黏液的细胞也有产生浆液的细胞，导管将黏液引至气道表面。

2. 杯状细胞，是支气管上皮的一部分。

正常黏液膜有两层，厚度为 5～10 μm（图7.6）。表面凝胶层相对坚韧、黏稠。因此，它可以有效地捕获沉积的颗粒。较深的溶胶层黏性较低，因此纤毛很容易在其中摆动。在某些疾病中，分泌物的异常潴留可能是由

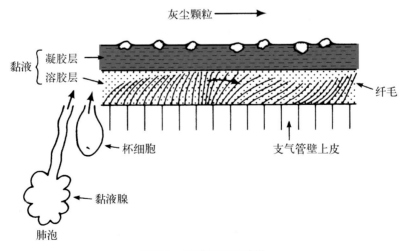

灰尘颗粒 →

黏液 { 凝胶层

溶胶层

纤毛

杯细胞　　　　支气管壁上皮

黏液腺

肺泡

图7.6　黏膜纤毛活动梯

黏液膜由浅层凝胶层组成，可捕获吸入的颗粒，深部的溶胶层由纤毛推动

于黏液成分的变化,纤毛无法轻易推动分泌物而引起。这可见于囊性纤维化和哮喘。

黏液含有免疫球蛋白IgA,其来源于浆细胞和淋巴组织。这种体液因素是抵抗外来蛋白质、细菌和病毒的重要防御手段。

纤毛长 5 ～ 7 μm,每分钟1 000 ～ 1 500次同步摆动。在向前摆动过程中,纤毛尖端与凝胶层接触,从而推动凝胶层。然而,在恢复期,纤毛明显弯曲,以致完全在溶胶层内移动,而溶胶层的阻力是比较小的。

在小的外周气道,黏液层以大约1 mm/min的速度向上移动。但在气管中的速度最快可达2 cm/min,最终,微粒到达其被吞咽处即咽水平。健康支气管黏膜的清除基本上在24 h内完成。在灰尘很多的环境中,黏液分泌可能会增加很多,咳嗽和咳痰有助于清除颗粒。

黏液纤毛系统的正常运行会受到污染和疾病的影响。显然,吸入有毒气体会使纤毛麻痹,如硫和氮的氧化物、烟草烟雾。呼吸道急性炎症,例如流感感染后,支气管上皮可能脱落。感染时黏液的性质可能会改变,纤毛很难将其运走。哮喘时支气管黏膜堵塞,目前机制未知。慢性感染如支气管扩张和支气管炎,分泌物的量非常大,以至于纤毛运输系统不堪重负。

肺泡巨噬细胞

黏液纤毛系统在肺泡附近终止,沉积于那里的颗粒由巨噬细胞吞噬。这些变形细胞漫游于肺泡表面。当它们吞噬外来颗粒时,要么转移到小气道,在那里他们装载到黏膜纤毛活动梯上(图7.5)或者离开肺移到淋巴管或血液中。当尘埃量较大或尘埃颗粒有毒时,一些巨噬细胞迁移通过呼吸性细支气管壁,并把他们吞噬的灰尘倒在这里。图7.4显示了煤矿工人肺部的细支气管。如果灰尘有毒,例如含有二氧化硅,在这个区域会发生纤维化改变。

巨噬细胞不仅能将细菌从肺中排出,也可以通过它们所含的溶菌酶杀死细菌。尽管清除肺中的死亡微生物需要一些时间,但肺泡很快会变得无菌。免疫机制在巨噬细胞的抗菌作用中也很重要。

正常巨噬细胞活动可能受到各种因素的损害,如吸烟、氧化性气体如臭氧、肺泡缺氧、辐射、皮质类固醇的使用和酒精的摄入等。吞噬二氧化硅颗粒的巨噬细胞经常被有毒物质破坏。

煤矿工人尘肺

尘肺是指由吸入无机粉尘引起的实质性肺疾病。在煤矿工人中见到的尘肺与矿工煤尘暴露量直接相关。

病理

应区分疾病的早期和晚期。在单纯的尘肺中,终末和呼吸性支气管周围有煤颗粒聚集,这些小气道部分会扩张(图7.4)。在晚期,进行性大量纤维化,可见大量被灰尘浸润的黑色纤维组织。只有一小部分暴露在高粉尘浓度下的矿工会发生进行性纤维化改变。

临床特征

煤矿工人的尘肺尽管有影像学表现,但很少致残。呼吸困难和咳嗽与矿工的吸烟史密切相关,可能主要由相关的慢性支气管炎和肺气肿引起。相比之下,进行性纤维化改变通常会导致呼吸困难加剧,并可能发生呼吸衰竭。

单纯性尘肺病胸部X线片显示细微的结节斑点状阴影,根据阴影的密度可识别疾病进展的不同阶段。进行性肺纤维化表现为大而不规则的致密影,常被异常的射线可透过的肺包围。

肺功能

单纯性尘肺通常本身很少引起功能性损害。然而,有时仍会出现用力呼气量小幅度下降、残余量增加和动脉氧分压下降,通常很难判断这些变化是否由相关的慢性支气管炎和肺气肿引起。

进行性肺纤维化改变导致混合性阻塞和限制性通气改变。气道变形导致不可逆的阻塞性改变,而大量的纤维组织减少了肺的有效容积,会引起低氧血症、肺心病和终末期呼吸衰竭。

矽肺

这种尘肺病是由采石、采矿或喷砂过程中吸入二氧化硅(SiO_2)引起的。煤尘是惰性的,而二氧化硅颗粒是有毒的,会在肺部引起严重的纤维化反应。

病理

由致密胶原纤维同心螺纹组成的硅化结节,可见于呼吸性细支气管周围、肺泡内和淋巴管周围。结节中可见二氧化硅颗粒。

临床特征

尽管胸部X线片显示有细微的结节状斑片影，但轻症阶段可能不会引起任何症状，晚期疾病会导致咳嗽和严重的呼吸困难，特别是运动时。X线片有时显示纤维条索影，可能已发生进行性肺纤维化。这种疾病在接触灰尘后很长时间内可能会持续进展。肺结核（TB）的风险也会增加。

肺功能

肺功能改变与煤矿工人尘肺相似，但通常更严重。在疾病晚期，广泛性间质纤维化可能导致限制性功能障碍，引起运动时严重呼吸困难和低氧血症。气体弥散能力也会降低。

石棉相关疾病

石棉是一种天然的纤维状矿物硅酸盐，用于各种工业应用，包括隔热、管套、屋顶材料。石棉纤维又长又薄，其空气动力学特性使其可深入肺部。当它们在肺部时，它们可以被蛋白质包裹。当被咳出时，就被称为石棉体。

已确认3种健康危害：

1. 弥漫性间质纤维化（石棉肺）在重度暴露后逐渐发生。出现进行性呼吸困难（特别是运动时）、无力和杵状指。听诊时，为基底部细湿啰音。胸片显示基底部网状影，可能显示钙化的石棉斑。疾病晚期肺功能显示肺活量和顺应性降低，呈典型限制性通气功能障碍。在疾病的早期就会发生弥散能力的下降。

2. 支气管癌是一种常见的并发症，其危险性很大，同时吸烟增加发病率。

3. 胸膜改变可能发生在少量接触后，例如，清洗石棉工人的衣服的人员。胸膜增厚和斑块很常见，但通常不会造成损害。恶性间皮瘤可能在暴露40年后发生。胸部运动受限、剧烈胸痛和呼吸功能迅速恶化，通常一般治疗反应不好。

其他尘肺

其他各种粉尘也会引起尘肺。例如，铁以及其氧化物，这会导致铁尘病，并导致明显的放射学改变。锑和锡也会引起病变。铍暴露导致急性或慢性肉芽肿性病变。后者会发展成间质纤维化,其典型变现为限制性功能障碍。由于工业上严格控制了铍,这种疾病现在更不常见了。

棉尘肺

吸入一些有机的粉尘会引起气道反应而不是肺泡反应。一个很好的例子是在棉纤维暴露之后的棉尘肺,特别是在纤维初加工的地方。

其发病机制尚不完全清楚,但似乎吸入苞片(围绕棉铃茎的叶片)中的某些活性成分导致肺部肥大细胞释放组胺,从而引起支气管收缩,最终导致呼吸困难和喘息。这种疾病的一个特性是刚进入工厂时症状更严重,尤其是在不工作一段时间后。因此,有时被称为"星期一热"。其症状包括呼吸困难、胸闷、喘息和刺激性咳嗽。已经患有慢性支气管炎或哮喘的工人更容易患病。

肺功能测试显示气道阻塞,FEV_1、FEV/FVC、$FEF_{25\% \sim 75\%}$和FVC降低。气道阻力会增加,通气不均也会增加。典型的表现,这些改变会随着工作日而逐渐恶化,在夜间或周末休息时会部分或完全恢复正常。胸片显示正常,没有实质受累的证据。然而,流行病学研究表明,长达20年的每日暴露会导致慢性阻塞性肺病相关类型的肺功能永久性损害。

职业性哮喘

一些职业会接触过敏性有机粉尘,甚至一些个体出现过敏现象。这些人包括面粉厂对小麦象鼻虫敏感的工人,暴露于西方红雪松的伐木工,暴露于阿拉伯胶的印刷工,或者处理毛皮或羽毛的工人。甲苯二异氰酸酯(TDI)是一种特殊情况,常用于制造聚氨酯产品,有些人对这种物质极端的敏感。

肿瘤性疾病

支气管肺癌

这本书是介绍患病肺的功能和如何进行肺功能检测。对于肿瘤性疾病来说这不是一个重要的话题，因为肺功能检测对诊断、分期和治疗的作用较小。总的来说，医生的目标是尽早诊断癌症，以便通过手术切除。肺功能测试仅在这种情况下用于确定患者是否能忍受外科手术，而不用于诊断。然而，在中晚期肿瘤，肺功能常常受损，通常无法进行外科手术。因此，本节相对简单，应参考病理学或内科学教科书，了解关于该疾病诊断、分期和治疗的更多细节。

尽管肺癌在很大程度上是一种可预防的疾病，但发病率仍很高，在美国男性和女性中仍是主要的死亡因素。

发病机制

有证据表明吸烟是一个最主要的因素。流行病学研究表明，一个每天吸20支烟的人死于肺癌的概率是一个同年龄和性别的不吸烟者的20倍。此外，如果停止吸烟，风险会显著降低。

香烟烟雾的具体致病因素尚不确定，但有许多潜在的致癌物质，包括芳香烃、酚类和放射性同位素。许多烟雾颗粒是亚微米的，并能吸入肺部。许多支气管源性癌起源于大支气管这一事实表明，阻塞或沉积起着重要作用（图7.2）。此外，大支气管暴露在高浓度的烟草烟雾中，因为由黏液纤毛系统将烟雾从更外围区域向大支气管输送。被动吸烟者患病风险也会增加。

还认识到有其他一些病因。城市居民患病的风险更大，表明大气污染也起了一定作用。在城市空气中存在多种慢性呼吸道刺激物（图7.1），这一发现并不令人惊讶。职业暴露因素也存在，特别是暴露于铬酸盐、镍、砷、石棉和放射性气体。

分类

大多数肺部肿瘤可分为小细胞和非小细胞型。

A. 小细胞。这些细胞含有均匀的燕麦状细胞群，具有独特的外观。它们呈高度恶性，诊断时常已转移。这些肿瘤很少见于外周肺，通常不形成空洞。

B. 非小细胞癌。这是现在最常见的肺癌。主要有3种类型。

1. 腺癌现在是最常见的非小细胞癌，发病率越来越高，常见于女性患者。它们通常出现在肺的外叶，显示腺分化，并产生黏液。

2. 鳞癌具有特征性的显微外观，可见细胞间桥和角蛋白，细胞通常形成螺纹或巢状图案。大多数鳞癌都发生在中央气道，但也可以看到肺外叶病变。空洞可见于中央也可见于外周。

3. 大细胞肺癌是缺乏腺癌或鳞癌状特征的上皮癌，因此不能归类为腺癌或鳞状细胞癌。它们往往发生在肺外叶，经常出现坏死。

支气管肺泡癌是非小细胞癌的第四种分型。它以位于外周、分化良好的细胞、沿肺泡间隔生长以及通过气道或淋巴管传播的能力为特征。最近的分类方案现在将这种肿瘤归入腺癌的几个亚类之一，如原位腺癌或微浸润腺癌。

许多肿瘤细胞类型存在一定的异质性，因而难以分类。此外，还有许多其他肿瘤性疾病，如类癌或间皮瘤。

临床特征

非刺激性咳嗽或咯血是常见的早期症状。有时，声音嘶哑是也是首先出现的症状，是由喉返神经受累引起。胸膜积液或支气管阻塞引起的呼吸困难和胸膜受累引起的胸痛通常是晚期表现。尽管可能发现肺叶塌陷或实变的迹象，胸部体检通常是阴性的。胸部X线片有助于诊断，但只有在胸部的CT扫描上才能看到小的癌变。CT引导下的活检和各种支气管镜技术都有助于早期诊断。痰液细胞学检查可能对少数患者有用。

肺功能

如前所述，医生的目标是早期诊断支气管肺癌，以便可以手术切除。肺功能在早期通常是正常的，但在晚期疾病严重阶段，肺功能通常是受损的。大量胸腔积液可导致限制性通气功能障碍，完全支气管阻塞可导致肺叶塌陷。大支气管的部分阻塞可导致阻塞性改变。阻塞可由支气管壁肿瘤或肿大的淋巴结压迫引起。有时，受累肺的运动滞后于正常肺，空气可能在正常肺和阻塞的肺叶之间来回循环（见《韦斯特呼吸生理学精要》第十版，第191页），这个循环被称为摆动呼吸。主支气管完全阻塞会出现假性限制性通气功能障碍，因为一半肺不通气。部分或完全支气管阻塞通常会导致低氧血症。

感染性疾病

感染性疾病在呼吸内科中有重要意义。它们通常不会在肺功能检测中出现特征性改变,因此肺功能测试在评估这类疾病中几乎没有价值。因为这本书是介绍患病肺的功能和如何进行肺功能检测,因此感染性疾病的叙述就不突出。具体细节参考内科或病理学教科书。

肺炎

肺炎指与肺实质相关的炎症,肺泡被渗出液充盈。

病理

肺泡内充满细胞,主要是多核白细胞。这种改变常随着肺泡正常形态的恢复而解决。然而,化脓性改变可能导致肺组织坏死,最终导致肺脓肿。特殊的肺炎包括吸入胃液或口腔分泌物或动物矿物油(类脂性肺炎)。

临床特征

这些表现很大程度上取决于致病微生物、患者的年龄以及患者的一般情况。通常的症状包括不适、发热和咳嗽,通常会有脓痰。胸膜疼痛也很常见,深呼吸时更严重。体检可发现呼吸急促、心动过速,有时呈发绀。通常,胸部X线片显示渗出增多(图7.7),病灶可能波及整个肺叶(大叶性肺炎),但通常是分散的(支气管肺炎)。痰检和培养经常发现致病微生物,但军团菌和支原体等一些常见病原菌在常规培养基上不易生长。

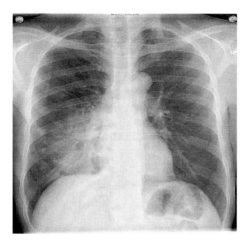

图7.7 肺炎患者的胸片
右下叶可见渗出影

肺功能

由于炎症区域肺没有通气,常导致分流和低氧血症。其严重程度取决于肺炎所影响的肺泡数量和局部肺血流量,肺血流量可能因疾病本身或缺氧性血管收缩而大大减少。虽然重症肺炎患者可能会发绀,但一般不会发生二氧化碳潴留。胸腔运动可能因胸膜疼痛或胸腔积液而受限。

肺结核

肺结核有多种分型。尽管这种疾病在撒哈拉以南非洲地区仍然很常见,尤其是在感染了人类免疫缺陷病毒(HIV)的患者,但由于公共卫生的改善和有效的抗结核药物更易获得,在世界许多地方重症肺结核已不常见。

在首次感染(称为原发性结核)后,尽管有些患者出现发热、肺渗出增加和肺门淋巴结病变,但大多数人无症状。也可见到单发的胸腔积液。一旦原发性感染得到控制,结核杆菌通常包含在肉芽肿中而留在病人体内,这种情况被称为潜在结核病感染,可以通过对结核菌皮肤试验的超敏反应或通过检测由结核菌抗原刺激的淋巴细胞释放干扰素 γ 的检测方法来确定。

如果细胞免疫功能保持,大多数患者就不会再次发病。某些个体由于细胞免疫缺陷,例如感染艾滋病毒或使用免疫抑制药物,结核可能复发。这通常表现为亚急性发作。可表现呼吸困难、咳嗽、咯血以及肺上叶渗出、纤维化和空洞。广泛纤维化会导致限制性肺功能受损。

虽然结核病治疗方法已经较完善,由于旅行日益便利和来自结核病流行地区的移民越来越频繁,在高收入国家仍有病例出现。多重耐药菌株的出现和抗药性极强的菌株(多重耐药和泛耐药结核菌)需持续关注。

真菌感染

真菌引起数种肺部疾病,包括组织胞浆菌病、球孢子菌病和芽生菌病。由于这些致病菌是这个国家特定地区特有的,因此感染通常发生于居住在或旅居过这些有关的地区(如加利福尼亚州的圣华金谷或美国西南部其他地区)的人身上,这些地区常可见到球孢子菌病。许多感染是无症状的,而严重的疾病可能会出现在大量暴露或免疫功能受损的个体。隐球菌既导致免疫力正常个体产生肺炎,也可导致免疫抑制个体的肺炎。

HIV肺损害

艾滋病毒经常累及肺部,感染的风险和类型取决于免疫抑制程度。细菌性肺炎和肺结核可见于任何程度的免疫抑制患者,而肺孢子虫、病毒分枝杆菌、巨细胞病毒感染见于CD4$^+$计数低于一定阈值时。卡波西肉瘤也可能发生在肺部。当高危(如注射吸毒者或无保护措施滥交者)的患者出现这些肺部问题时,应评估他们是否感染了艾滋病病毒。

化脓性疾病

支气管扩张

这种疾病的特点是支气管局部由化脓而致永久性扩张,是慢性感染的后果,有时导致气道清除能力受损。它与多种问题相关,如复发性肺炎,基础的免疫缺陷如低丙种球蛋白血症、纤毛运动障碍或气道异物或慢性外源性压迫引起的气道阻塞。

病理

受累的支气管黏膜表面出现纤毛上皮细胞丢失、鳞状化生、炎症细胞浸润。感染加重时,管腔内有脓液。在晚期,周围的肺叶经常出现纤维化和慢性炎症改变。

临床特征

主要特征是慢性咳嗽,咳出大量黄色或绿色痰液,在上呼吸道感染时可能加重。患者可能有口臭,并由于支气管血管增粗容易出现大咯血。听诊常为湿啰音,严重病例可出现杵状指。胸片显示增强的实质影,气道扩张,增厚。胸部的CT很容易看到扩张的气道(图7.8)。

肺功能

轻度病变不会导致功能损害。在进展期,由于包括纤维化在内的慢性炎症改变,FEV$_1$和FVC降低。放射性同位素测量显示受影响区域的通气和肺血流减少,但病变组织的支气管血流增加。低氧血症可能由于血液流经

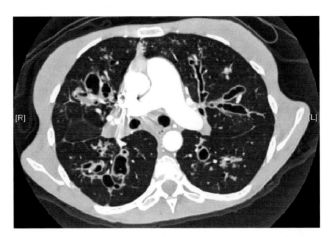

图7.8　一位囊性纤维化导致支气管扩张患者胸部CT扫描显示气道扩张、增厚

未通气的肺引起。

囊性纤维化

囊性纤维化是由囊性纤维化跨膜调节因子（CFTR）功能丧失引起的，这种跨膜蛋白存在于多种细胞类型和组织中。虽然肺是主要受影响的器官，但也会影响肝脏、胰腺、性腺和其他器官。

病理

多种机制影响囊性纤维化跨膜调节因子（CFTR），如蛋白缺乏或产生不足、蛋白质异常折叠，或运输到细胞膜异常等。所有这些缺陷的后果是不同程度损害钠和氯化物运输，导致黏膜清除受损或气道堵塞。在肺部，钠从呼吸道上皮细胞流出减少，纤毛周围黏液层的水化也会减少，进一步损害了纤毛清除力和容易感染。

胰腺组织萎缩，胰管扩张，会导致外分泌和内分泌不足。第一种损害脂溶性维生素的吸收，导致营养不良，而第二种则导致糖尿病。黏稠的分泌物和慢性微胆管炎症可导致门脉高压和肝硬化。大多数囊性纤维化的男性因为男性生殖道结构缺乏或萎缩而致阻塞性无精子症，从而导致不孕。

临床特征

有些患者在出生时或幼儿期就有临床表现，如胎粪肠梗阻、反复感染或发育停滞。不太严重的直到儿童后期甚至成年后才出现。呼吸道症状包括咳嗽，产生大量脓痰，肺部感染频繁，运动耐力下降。部分患者出现咯血，血来自支气管扩张区域，杵状指。听诊有湿啰音。胸部影像学在疾病早期就有改变，表现为实变、纤维化和囊性改变。通过新生儿筛查时升高的血清免疫反应性胰蛋白酶原来诊断。还可以通过发现汗液氯化物水平升高，特异性基因突变或鼻腔电位异常来诊断。

很多年以来，患者在成年之前大部分都会死亡，但是随着治疗的重点放在清除分泌物、镇压式抗生素使用和急性发作期的积极治疗，现在生存期可超过40岁。

肺功能

异常的通气分布，肺泡—动脉氧分压差的增加是早期变化。一些研究者报告显示，小的气道功能检测，如低肺容量时的流速，可以检测到极小的疾病改变。对支气管扩张剂无反应的FEV_1和$FEF_{25\%\sim75\%}$下降。RV和FRC会升高，肺泡弹性回缩力下降。随着疾病的进展运动耐力下降。在晚期，患者常表现为混合的阻塞性限制性肺功能障碍。

关键概念

1. 最重要的大气污染物包括一氧化碳，氮和硫的氧化物、碳氢化合物、微粒和光化学氧化剂。

2. 大多数污染物以气溶胶的形式出现，通过嵌塞、沉淀或扩散沉积在肺部。

3. 沉积的污染物被气道中的黏液纤毛系统和肺泡中的巨噬细胞清除。

4. 煤矿工人尘肺是长期接触煤炭灰尘所致。轻症会引起呼吸困难和咳嗽，并伴有胸片斑片状影。但在吸烟者有时很难区分慢性支气管炎和尘肺的临床表现。

5. 其他尘肺病包括石棉相关疾病。棉尘肺病由有机棉尘引起。职业性哮喘也发生在一些行业。

6. 肺部感染性疾病包括细菌性肺炎、真菌性肺炎，结核病的发病率和病死率在高收入和低收入国家都很重要，但一般不需要肺功能检测。

7. 支气管癌主要由吸烟引起，并且是美国最主要的引起死亡的癌症。预后因癌症的类型和阶段而异。

8. 囊性纤维化是囊性纤维化跨膜调节因子（CFTR）异常的一种遗传病，它导致黏液异常、支气管扩张和肺功能受损。良好的医疗服务大大延长了这些患者的寿命。

临床案例

名19岁的男子因大量咯血至急诊就诊。在他5岁时儿科医生对他复发性鼻窦和呼吸道感染进行评估时，发现他汗液氯浓度升高和两个与囊性纤维化相关的基因突变。他曾经接受过几年的治疗，但自从辍学和搬出父母家后，他一直没有服用任何药物或做常规的气道清理治疗。患者诉在过去的6个月里呼吸变得越来越困难，他每天咳大量的黄浓痰。经检查，他无发热症状，但呼吸急促。双肺听诊可闻及满肺干啰音，呼气延长，以及杵状指。胸片如下：

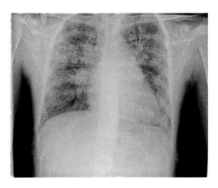

问题

1. 该患者病理生理基础是什么？

2. 胸片上中上肺区的管状结构是什么？

3. 肺功能检测中会看到肺功能的哪些变化？

4. 为什么常规气道清理治疗对患者的长久健康很重要？

5. 该患者为何会大量咯血？

问题

1. 关于烟雾：
   A. 臭氧主要由汽车发动机产生
   B. 当靠近地面的空气比上层的空气更热时,就会发生逆温现象
   C. 硫氧化物的主要来源是汽车
   D. 氮氧化物可引起上呼吸道炎症
   E. 洗涤烟气对去除颗粒物无效

2. 关于香烟烟雾：
   A. 吸入的烟雾中一氧化碳含量可忽略不计
   B. 吸烟者的血液中有足够的碳氧血红蛋白,这会损害他们的心智
   C. 尼古丁不会上瘾
   D. 吸烟不会增加患冠心病的风险
   E. 香烟烟雾中污染物的浓度比大城市烟雾弥漫的日子里的空气中污染物的浓度要低

3. 煤矿工人肺部的煤尘沉积可通过什么方式减少：
   A. 经常咳嗽
   B. 运动
   C. 产生极小粉尘颗粒的采矿作业
   D. 快速深呼吸
   E. 用鼻呼吸

4. 关于肺黏膜纤毛活动梯：
   A. 大部分黏液来自上皮中的杯状细胞
   B. 被捕获的颗粒在主气道中的移动速度比在周围气道中慢
   C. 正常清理需要几天时间
   D. 纤毛每秒摆动两次
   E. 某些疾病时黏膜成分发生了变化

5. 关于支气管肺癌：
   A. 在美国女性中,患支气管癌的病死率比乳腺癌低
   B. 已知香烟烟雾中致癌的特定物质

C. 肺功能检测对早期发现疾病很重要

D. 非小细胞癌是最常见的类型

E. 胸片上通常总能看到癌

6. 一个70岁的无吸烟史的男人，在近8个月内呼吸困难逐渐加重且干咳。他是造船厂工作多年的绝缘工人。体检可见呼吸浅快，双下肺可闻及湿啰音。胸片显示基底网格样阴影和胸膜钙化斑块。肺活量测定显示，FEV_1为预计值的65%，FVC为预计值的69%，FEV_1/FVC比值为0.83。以下哪项是最有可能的诊断？

A. 石棉病

B. 铍中毒

C. 慢性阻塞性肺疾病

D. 煤尘肺

E. 硅沉着病

7. 一名24岁女性，有5年的注射吸毒史，但没有其他既往病史，近两周呼吸困难逐渐加重和持续干咳。她呼吸急促，呼吸空气的氧饱和度为85%。她的颈静脉没有怒张，心脏检查正常，听诊时呈弥漫干啰音。胸片显示双侧弥漫性改变，痰样本检验可见耶氏肺孢子菌。以下哪项是最合适的下一项检测？

A. 超声心动图

B. HIV抗体试验

C. 肺量计测定

D. 汗液氯化物测试

E. 肺结核皮肤试验

8. 在一家造纸厂发生事故后，人们发现这些释放到空气中的颗粒直径为 $20 \sim 30 \, \mu m$。事故发生时，工厂工人的呼吸道中最有可能沉积颗粒的位置是？

A. 肺泡间隙

B. 支气管

C. 鼻和鼻咽

D. 呼吸性细支气管

E. 终末细支气管

9. 一名46岁男子发热2天，呼吸困难加剧，咳嗽有铁锈色痰。他呼吸空气氧饱和度有88%，出汗，呼吸急促，右下肺叩诊浊音，呼吸音降低。胸片显示右下肺叶有局灶性阴影。关于该患者的诊断以下哪一个描述是正确的？

A. 低氧血症最可能的原因是分流

B. 他可能有二氧化碳潴留

C. 治疗后，他的右肺会有纤维化改变

D. 所有常见的病原体都可以在常规培养基上生长

E. 流经感染肺的血流增加

10. 出生后不久，一名男婴便出现了胎粪性肠梗阻，进一步检测发现汗液中氯化物含量升高。关于此男婴下列哪一项是将来可能出现的情况？

A. 他不可能活到20岁以上

B. 他极有可能不孕

C. 肺外器官不太可能受累

D. 气道黏膜纤毛功能不受影响

E. 他5岁以后就不需要治疗了

第三部分

衰竭肺的功能

呼吸衰竭是多种急性或慢性肺部疾病的结局。第三部分介绍呼吸衰竭的生理学原理及其主要治疗方法：给氧和机械通气。

呼吸衰竭

第八章

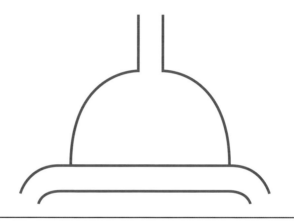

呼吸衰竭发生在肺不能充分氧合动脉血和（或）不能防止二氧化碳潴留时。它可能是一个急性或慢性的过程。没有绝对的定义什么动脉氧分压和二氧化碳分压的水平表明呼吸衰竭。然而，氧分压小于 60 mmHg 或二氧化碳分压大于 50 mmHg 是经常被引用的数值。在实践中，这些值的重要性在很大程度上取决于患者的病史。

呼吸衰竭时的气体交换

动脉血气的模式

不同类型的呼吸衰竭与不同程度的低氧血症和二氧化碳潴留有关。图 8.1 显示了 O_2–CO_2 图（参见《韦斯特呼吸生理学精要》第十版，第 187 ~ 189 页），其中呼吸交换率为 0.8。单纯低通气导致的呼吸衰竭使动脉氧分压和二氧化碳分压向箭头 A 所指的方向移动。这种模式发生在神经肌肉疾病引起的呼吸衰竭中，如格林—巴利综合征，或麻醉药过量（见图 2.2 和图 2.3）。严重的通气—血流比例失调，肺泡通气不足，无法维持正常的动脉二氧化碳分压，O_2–CO_2 关系沿直线运动，如 B。高碳酸血症导致的低氧血症通常比单纯低通气导致的低氧血症严重。这种模式在慢性阻塞性肺疾病（COPD）的呼吸衰竭中很常见。

严重的间质性疾病有时导致沿 C 线移动。因为通气增加，低氧血症越来越严重，但没有二氧化碳潴留。这种模式可以在晚期弥漫性肺间质疾病或结节病中看到。有时动脉血二氧化碳分压会升高，但这通常没有阻塞性疾病明显。

急性呼吸窘迫综合征（ARDS）导致的呼吸衰竭，动脉血二氧化碳分压可能较低，如 D 线所示，但低氧血症可能非常严重。这类患者通常采用增加吸入氧气浓度来治疗，这将提高动脉的氧分压，但通常不会影响二氧化碳分压（D 到 E），尽管在某些情况下二氧化碳分压可能会升高。对慢性阻塞性肺疾病（COPD）导致呼吸衰竭的患者进行氧疗，可以改善动脉血氧分压，但由于通气减少（B 至 F）以及低氧性肺血管收缩减少导致的通气—血流匹配的

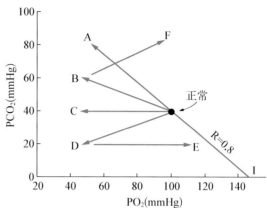

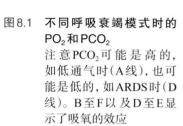

图8.1　**不同呼吸衰竭模式时的**
　　　　PO_2和PCO_2
　　　　注意PCO_2可能是高的，
　　　　如低通气时（A线），也可
　　　　能是低的，如ARDS时（D
　　　　线）。B至F以及D至E显
　　　　示了吸氧的效应

改变，常常会导致二氧化碳分压升高。

呼吸衰竭引起的低氧血症

原因

低氧血症的4种机制中任何一种——低通气、弥散障碍、分流和通气—血流比例失调——都可能是呼吸衰竭时严重低氧血症的原因。呼吸衰竭引起的低氧血症，到目前为止，最重要的原因是通气—血流比例失调（包括血液流经不通气肺的）。这一机制是阻塞性疾病、限制性疾病和ARDS发生呼吸衰竭中时低动脉氧分压的主要原因。

检测

发绀、心动过速和精神状态改变等症状提示低氧血症的存在，大多数患者最初是通过脉搏血氧饱和度低确定发生低氧血症。一旦通过氧饱和度确定低氧血症，测量动脉血气氧分压有助于确定低氧血症的程度和是否需要机械通气。

组织缺氧

低氧血症非常危险，因为它会导致组织缺氧。然而，动脉氧分压只是向组织输送氧气的一个因素。其他因素包括血液的氧容量、血红蛋白的氧亲和力、心输出量和血流的分布。

组织对缺氧的易感性差别很大。缺氧风险最大的是中枢神经系统和心肌。大脑皮质的血流停止会在4～6秒内导致功能丧失，在10～20秒内失去意识，3～5分钟内发生不可逆转的变化。

　　如果组织氧分压低于临界水平，有氧氧化就会停止，发生无氧糖酵解伴随着乳酸的产生和释放。发生无氧酵解的氧分压阈值并不确定，在不同的组织中可能会有所不同。然而，有证据表明，线粒体区域的临界细胞内氧分压为1～3 mmHg。

　　无氧糖酵解是一种从葡萄糖获取能量的相对低效方法。然而，它在呼吸衰竭时维持组织运行方面起着至关重要的作用。大量的乳酸形成释放到血液中，引起代谢性酸中毒。如果组织氧合随后得到改善，乳酸可以重新转化为葡萄糖或被利用。这种再转化大部分发生在肝脏。

严重低氧血症的影响

　　轻度低氧血症很少引起生理变化。在正常的pH条件下，当动脉氧分压仅为60 mmHg时，动脉血氧饱和度仍然接近90%（见图2.1）。唯一的异常是轻微的神志改变，视力下降，也许还有轻微的过度通气。当动脉血氧分压迅速下降到40～50 mmHg以下时，在一些器官系统就会发生损害。中枢神经系统特别明显，病人经常头痛、嗜睡或意识模糊。严重的急性低氧血症可能导致抽搐、视网膜出血和永久性脑损伤。心动过速和高血压也经常出现，部分原因是儿茶酚胺的释放，但是在严重的情况下，病人可能会出现心动过缓、低血压甚至心脏骤停。可以看到肾功能受损，钠潴留和蛋白尿。肺动脉高压也可因相关肺泡缺氧和缺氧性肺血管收缩而引起。

呼吸衰竭时的高碳酸血症

原因

　　二氧化碳潴留的机制——低通气和通气—血流比失调——在呼吸衰竭中都可能起重要作用。低通气是神经肌肉疾病如肌萎缩侧索硬化症和格林—巴利综合征，麻醉药物过量，或胸壁异常，如严重的后凸畸形（见图2.3和表2.1）引起呼吸衰竭的原因。通气—血流比值失调是严重慢性阻塞性肺疾病和长期间质性疾病引起二氧化碳潴留的原因。

　　在一些呼吸衰竭患者中，二氧化碳潴留的一个重要原因是错误的氧疗。

一些严重慢性阻塞性肺疾病的患者在几个月的时间内逐渐发展成严重的低氧血症和二氧化碳潴留。这些病人通常被认为患有慢性呼吸衰竭，可以在这种状态下存活很长一段时间。然而，这样的病人通常呼吸做功高（图4.13），大部分的通气驱动来自缺氧对周围化学感受器的刺激。动脉pH接近正常，因为肾脏潴留碳酸氢盐（代偿呼吸性酸中毒），由于脑脊液碳酸氢盐的增加，脑脊液pH也几乎是正常的。因此，尽管动脉血二氧化碳分压升高，但主要通气驱动来自低氧血症。

如果该患者出现相对轻微的呼吸道感染并接受高浓度氧疗，危险的情况会迅速发生。低氧通气驱动可能会消失，但是由于气道分泌物或支气管痉挛呼吸功反而增加。因此，通气可能会严重抑制，动脉二氧化碳分压会更高。此外，如果停止供氧，严重的低氧血症可能会随之而来。这是因为，即使通气确实恢复到以前的水平，因为体内储存了大量二氧化碳，患者可能需要许多时间来排出组织中积累的大量的二氧化碳。

这些患者二氧化碳潴留的另一个原因是肺泡氧分压的提高，低通气区域缺氧性肺血管收缩减轻。其结果是增加了低通气—血流比区域的血流量，恶化比例失调，增加二氧化碳潴留。这个因素可能没有通气的降低那么重要，但是当给予一些患者氧疗后，动脉血二氧化碳分压的快速上升表明这一机制也发挥了一定作用。

除重度COPD患者外，这种现象也见于病态肥胖伴肥胖低通气综合征患者。

这些患者的治疗面临着困境。虽然有必要给氧以减轻潜在的危及生命的低氧血症，但给氧也可能导致严重的二氧化碳潴留和呼吸性酸中毒。解决这一问题的方法是仅给予能使氧饱和度提高到88%～94%的氧气，并经常监测动脉血气，以确定呼吸性酸中毒是否正在恶化。氧的使用将在第九章讨论。

影响

血二氧化碳分压的升高，增加了脑血流量，造成头痛，脑脊液压力升高，有时伴有视乳头水肿。实际情况下，高碳酸血症的脑效应与低氧血症的脑效应重叠，症状包括坐立不安、颤抖、说话含糊不清、口齿不清、扑翼样震颤，情绪波动。高二氧化碳特别是急性增高时具有麻醉作用以及引起意识障碍。

呼吸衰竭引起的酸中毒

二氧化碳潴留引起呼吸性酸中毒可能是很严重的。然而,逐渐发展为呼吸衰竭的患者可能保留相当多碳酸氢盐,使pH的下降受到控制(图2.10)。然而,他们潜在疾病的急性恶化可能会进一步升高二氧化碳分压使pH变更酸。

如果二氧化碳潴留伴有严重低氧血症和组织缺氧,酸血症也可能恶化,组织缺氧可导致乳酸的释放和代谢性酸中毒。酸中毒可能会被一些损坏器官灌注的因素加剧,比如休克,机械通气时由于胸腔内压力增加而导致的静脉回流减少。

膈肌疲劳的作用

膈肌疲劳可导致呼吸衰竭的低通气,但它的作用还没有被完全了解。膈肌由膈神经支配的横纹肌组成,膈肌主要由慢收缩的纤维和快收缩的糖酵解氧化纤维组成。膈肌相对抗疲劳,但如果长时间大量增加呼吸的工作量,就会发生疲劳。疲劳可定义为工作后丧失收缩力;它可以通过由膈肌最大收缩引起的跨膈压直接测量或通过肌肉放松时间或肌电图间接测量,但这些技术在床旁都不能常规应用。

有证据表明,部分重度COPD患者持续存在呼吸肌接近疲劳的状态,病情恶化或感染会使他们进入疲劳状态。这将导致低通气、二氧化碳潴留和严重的低氧血症。由于高碳酸血症会损害膈肌收缩力,严重的低氧血症会加速疲劳的发生,从而形成恶性循环。通过治疗支气管痉挛和控制感染,减少呼吸工作量,正确的给氧以减轻低氧血症,可以限制这种情况进展。膈肌收缩力可以通过肺康复得到改善。虽然茶碱类可以改善膈肌收缩力,也可以缓解可逆性支气管收缩,但它们已不再广泛用于临床。

呼吸衰竭的类型

很多情况都可以导致呼吸衰竭,有各种分类方式。从生理学以及处理原则的角度可以分为5类:

1. 急性重型肺疾病
2. 神经肌肉疾病
3. 急性或慢性肺病
4. ARDS
5. 婴儿呼吸窘迫综合征

急性重型肺疾病

许多急性疾病，如果足够严重，都可以导致呼吸衰竭。这些疾病包括感染如暴发性病毒性或细菌性肺炎，血管疾病如肺栓塞，以及暴露于吸入性有毒物质如氯气或氮氧化物。随着原发疾病的进展，呼吸衰竭随之发生，出现严重低氧血症，伴或不伴有高碳酸血症。除了治疗潜在的病因外，还需要给氧来纠正低氧血症，机械通气可能需要支持至患者康复。体外膜氧合器（ECMO）在很大程度上替代肺的气体交换功能，在其他支持手段难治性严重呼吸衰竭中应用越来越多。这组症状合并为ARDS（参见本章后面的"急性呼吸窘迫综合征"一节）。

神经肌肉疾病

当药物如阿片类药物和苯二氮䓬类药物引起脑干呼吸中枢抑制时可发生呼吸衰竭。其他情况包括中枢神经系统和神经肌肉疾病，如脑炎、脊髓灰质炎、肉毒梭菌中毒、格林—巴利综合征、重症肌无力、抗胆碱酯酶中毒、肌萎缩侧索硬化症和肌营养不良（图2.3和表2.1）。胸壁的创伤也是原因之一。

在这些情况下，主要特征是通气不足引起二氧化碳潴留和中度低氧血症（图2.2、图8.1）。发生呼吸性酸中毒，但pH下降的幅度取决于二氧化碳分压增加的速度和持续时间以及肾脏代偿的程度。

除了在可行的情况下治疗潜在疾病外，在这些情况下，通常需要有创机械通气，偶尔，如在延髓性麻痹症中，可能需要数月甚至数年的时间。然而，肺本身通常是正常的，如果是这样，就需要很少或不需要额外的氧气。精神状态正常、预计损伤持续时间仅为几天的患者有时可用无创通气支持。无创通气支持是指正压通过紧扣的面罩而不是气管导管传递。

急性或慢性肺疾病

这是指有长期基础肺部疾病的患者病情的急性加重。这是一个重要和常见的群体,包括慢性支气管炎和肺气肿,哮喘和囊性纤维化患者。许多慢性阻塞性肺疾病患者的病情逐渐恶化,在几个月或几年的时间内出现越来越严重的低氧血症和二氧化碳潴留。这类患者虽然动脉氧分压和二氧化碳分压可能都在 50 mmHg,却仍保留有限的活动能力。这种情况通常被称为慢性呼吸衰竭,这是相对于肺炎或肺栓塞等时的急性形式。

然而,如果这类患者出现轻微的加重或肺部感染,病情往往会迅速恶化,伴有严重的低氧血症、二氧化碳潴留和呼吸性酸中毒。由于肺功能的储备很小,任何呼吸做功的增加或分泌物堵塞或支气管痉挛导致的通气血流比值失调,都将患者从呼吸衰竭的边缘推向显著的呼吸衰竭。

这些患者的治疗很有挑战性。除了治疗基础疾病,补充氧气是必要的,以减轻严重的低氧血症。然而,如前所述,如果给氧过多,通气—血流比例的改变和通气驱动的丧失,会加重二氧化碳潴留和酸中毒。因此,通常给予氧气使氧饱和度提高到88%～94%,并密切监测是否出现高碳酸血症的改变(见第九章)。

在许多情况下都可能需要机械通气。在有严重基础疾病的患者,插管和有创机械通气是一个难题,因为这些患者可能会面临撤机困难。无创通气在COPD急性加重的患者中应用越来越多,一定程度上缓解了这一难题,并改善了预后。

急性呼吸窘迫综合征

急性呼吸衰竭的一个重要原因,ARDS,是多种肺部损伤的最终结果。这些损伤既有肺部原有的疾病,如肺炎或误吸,也有肺部外在的疾病,包括烧伤、创伤、非肺部来源的败血症和胰腺炎。

病理学

早期的改变包括间质水肿和肺泡水肿。肺泡内可见出血、细胞碎片和蛋白样液体,可见透明膜,可见片状肺不张(图8.2)。随后,增生和机化发生。受损的肺泡上皮细胞内衬2型肺泡上皮细胞,肺泡壁细胞浸润。最终,

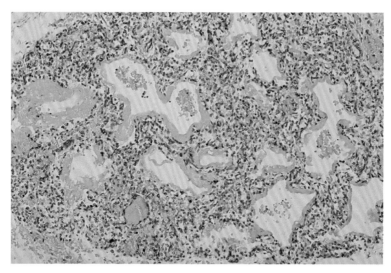

图8.2　**尸检发现的ARDS组织学改变有肺不张，水肿，透明膜，肺泡内出血以及肺泡壁的炎症细胞（图片由医学博士爱德华·克拉特提供）**

可能发展为间质纤维化，虽然也可能痊愈。

发病机制

这一点尚不清楚，许多因素都发挥了作用。初始损伤释放包括多种白细胞介素和肿瘤坏死因子在内的促炎细胞因子，导致中性粒细胞聚集和活化。这些中性粒细胞随后释放活性氧、蛋白酶和细胞因子，破坏1型肺泡上皮细胞和毛细血管内皮细胞，导致毛细血管通透性增加，肺泡和间质被富含蛋白的液体充盈。

临床特征

急性呼吸窘迫综合征可在发病后数小时至7天内发生。典型的首发症状是不断恶化的低氧血症和对氧气需求的不断增加，此时胸片显示典型的双侧肺泡阴影，如图8.3所示。低氧血症的严重程度，是通过氧分压与吸入氧浓度的比值来评估的，在不同的患者之间存在显著差异。ICU的治疗将ARDS的病死率降低到20% ～ 25%。

肺功能

肺变得非常僵硬，机械通气需要异常高的压力。与这种顺应性降低相

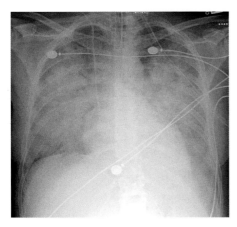

图8.3　ARDS的典型X线片改变

急性呼吸窘迫综合征

包括创伤及感染等各种损伤的结局

出血性水肿,X线片可见阴影

严重的低氧血症

肺顺应性差

需要机械通气

高病死率

关的是功能残气量(FRC)的显著下降。回弹力增加的原因可能是肺泡水肿和渗出物增加了表面张力。正如第六章所指出的,水肿的肺泡容量减小。肺间质水肿也可能导致肺异常僵硬。

从肺的组织学表现可以看出(图8.2),存在明显的通气血流比例失调,大量的血流向不通气的肺泡。这一比例可能达到50%或更多。图8.4为一名44岁的车祸后发生呼吸衰竭,采用机械通气的患者,多重惰性气体法得到的部分结果。注意血流流向通气异常低的肺单位,分流率为8%(比较图2.9中的正常分布)。图8.4还显示大量的通气流向通气—血流比高的肺单元,原因之一是呼吸机所产生的不正常的高气道压力,降低了一些肺泡的血流量(比较图10.3)。

通气—血流比失调和分流会导致严重的低氧血症。在尽管吸入的氧气浓度很高但仍然严重低氧血症的患者中,有时会报告PaO_2/FiO_2。大多数患者需要有创机械通气,在此期间,他们的吸入氧浓度在40%～100%。高水平的呼气末正压(PEEP)通常是必要的,在非常严重的情况下,其他干预措施包括吸入肺血管扩张剂、俯卧位通气、神经肌肉阻滞和体外膜氧合(ECMO)可用于维持足够的动脉血氧分压。

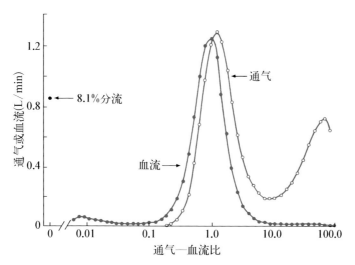

图8.4　车祸后ARDS患者的通气—血流比分布
注意8%的分流和血液流向低通气血流比例的肺单位。此外,一些通气流向通气—血流比高的单元,可能是由于呼吸机导致的高气道压(比较图10.3)

不同患者的动脉血二氧化碳分压存在显著差异。尽管存在严重的通气—血流比失调和分流,但一些患者的二氧化碳分压仍较低或正常,而另一些患者由于生理无效腔显著增加而发展为高碳酸血症。

婴儿呼吸窘迫综合征

这种情况,也被称为新生儿透明膜病,与ARDS有几个共同的特点。病理上,肺表现为出血性水肿、斑片状肺不张和透明膜,由肺泡内的蛋白液体和细胞碎片引起。生理上表现为严重的低氧血症,通气—血流比失调,血液流向不通气的肺。此外,从未闭的卵圆孔右向左的分流可能会加重低氧血症。

尽管其他因素也可能参与其中,这种情况的主要原因是缺乏肺表面活性物质。表面活性物质通常由2型肺泡上皮细胞产生(图5.2),肺合成足够数量表面活性物质的能力在胎儿晚期逐渐发育成熟。因此,早产儿的风险尤其大。通过测量羊水卵磷脂/鞘磷脂比值,可以估计婴儿分泌表面活性剂的能力,对早产儿使用皮质类固醇可以加速表面活性物质合成系统的成熟。

治疗包括使用外源性表面活性剂以及根据病情的严重程度选择经鼻持续气道正压通气或有创机械通气。高氧浓度和PEEP也经常使用。

呼吸衰竭的处理

虽然许多因素可能导致呼吸衰竭,但讨论治疗的生理学原则是有用的。除了治疗基础疾病,例如,给肺炎患者使用抗生素,还有几个共同因素在处理呼吸衰竭时值得注意。

低氧血症

低氧血症是通过各种第九章里描述的方法补充氧气。因患者病情的严重程度而选择适当的治疗方法。

高碳酸血症

虽然镇痛药过量导致的低通气患者可以用纳洛酮等拮抗剂治疗,但大多数高碳酸血症患者需要机械通气支持。机械通气可以通过无创面罩或有创的气管插管。这些干预措施将在第十章中详细讨论。

气道阻力

呼吸衰竭通常是由气道阻力的增加引起的。许多COPD患者有多年的低氧血症,甚至有轻微的高碳酸血症。即便如此,他们还是能够保持一些体力活动。然而，如果他们暴露在烟雾或冷空气中而发生支气管痉挛，或者如果他们患有呼吸道感染，分泌物增多，气道阻力增加，他们可能会迅速发展为呼吸衰竭。额外的呼吸做功成为压垮骆驼的最后一根稻草，它们会导致严重的低氧血症、二氧化碳潴留和呼吸性酸中毒。

治疗应以减少气道阻塞为目的。当咳嗽有效时，分泌物能被有效清除。鼓励咳嗽以及呼吸治疗师、护士或医生的帮助通常是有效的，并且改变病人的体位来帮助分泌物引流是非常有益的。充足的湿化对于防止分泌物变得太黏很重要。经常给通过机械通气或面罩提供的氧气加湿，以防止分泌物增厚和结痂。药物如N-乙酰半胱氨酸等用于溶解痰液的价值有限。胸部物理治疗可能有助于清除气道分泌物，而神经肌肉无力的患者可能受益于机械吸气—呼气装置。任何可逆性气道阻塞均应使用支气管扩张剂治疗，如沙丁胺醇或异丙托溴铵，或静脉注射皮质类固醇。使用阿片类药物时必须谨慎，它们在有效缓解呼吸困难的同时，还会抑制咳嗽和降低分泌物清除的能力。

肺顺应性

由于肺实质、胸壁、胸腔和腹部的问题导致顺应性降低，呼吸功可能会增加。在某些情况下，例如ARDS，顺应性只有在原发病本身改善后才能改善。在一些情况下，如肺水肿和/或大量胸腔积液，干预措施如利尿或胸腔穿刺术等可更快地改善顺应性，从而降低呼吸做功。

呼吸道感染

呼吸道感染是慢性肺病患者呼吸衰竭的常见诱因。这至少有两种生理机制。首先，如前述，增加的分泌物，支气管痉挛增加了呼吸做功。其次，通气—血流比失调，即使肺泡通气保持不变，也会增加低氧血症和高碳酸血症。因此，即使感染最初并不明显，也应仔细寻找感染源并及时使用适当的抗菌药物进行治疗。

心功能不全

许多患有严重慢性肺病的患者也有心血管系统受损。肺动脉压力经常由于多种因素而升高，包括原发疾病破坏肺毛细血管床、低氧性肺血管收缩、红细胞增多可能导致血黏度增加。此外，心肌慢性缺氧。肾脏缺氧保留碳酸氢盐和钠离子导致体液潴留。最后，有些患者同时患有冠状动脉疾病或心肌病。识别和治疗对病情相关的心脏问题可以加速呼吸衰竭的治疗。例如，重度COPD导致右心衰的患者可能会受益于利尿剂的使用。

关键概念

1. 呼吸衰竭是指肺不能充分氧合血液，或不能防止二氧化碳潴留的情况。
2. 低氧血症的四个原因是通气不足、弥散障碍、分流和通气—血流比例失调，而二氧化碳潴留的原因是低通气和通气—血流比例失调。
3. 严重的低氧血症会导致许多异常，包括意识障碍、心动过速、乳酸酸中毒和蛋白尿。二氧化碳潴留会增加脑血流量，并可能导致头痛、神志不清或意识水平下降。
4. 呼吸衰竭的气体交换异常因病因而异。例如，ARDS的特征是严重的低氧血症，伴有或不伴有二氧化碳潴留。然而，在纯低通气，如神经肌肉疾病、二氧化碳潴留和呼吸性酸中毒占主导地位。
5. 呼吸衰竭的处理包括治疗基础病因，机械通气，降低气道阻力，提高肺顺应性，治疗感染和其他因素。

临床案例

名38岁女性，有慢性酗酒史，因坏死性胰腺炎住进ICU。入院时，她呼吸空气的氧饱和度为97%，血压89/67 mmHg，胸部X线片显示无局灶性病变。入院后，她输注几升的液体，以维持足够的平均动脉压。四小时后，她开始诉呼吸困难，氧气饱和度只有90%。尽管她已经开始鼻导管吸氧，但她的氧饱和度继续下降，呼吸困难加剧。因为临床症状不断恶化，行气管插管并开始有创机械通气。插管

临床案例（续）

后胸片显示弥漫性双侧渗出影（图8.3）。超声心动图显示左心室功能正常。动脉血气吸入100%氧气的情况下pH为7.45、$PaCO_2$ 35 mmHg、PaO_2 66 mmHg 和 HCO_3^- 22。

问题

1. 与入院时相比,她的肺顺应性会有什么变化?
2. 她的功能残气量会有什么变化?
3. 造成低氧血症最有可能的原因是?
4. 尽管她的呼吸衰竭很严重,为什么她的二氧化碳仍然很低?

问题

1. 一名病人因慢性阻塞性肺疾病恶化而入院。当给他100%的氧气时,他的动脉二氧化碳从50 mmHg增加到80 mmHg。一个可能的原因是:

   A. 气道阻力增加
   B. 通气下降
   C. 心输出量降低
   D. 血液中2,3-二磷酸甘油酸的水平降低
   E. 波尔效应

2. 一位因长期吸烟而患有严重COPD的58岁妇女,因肺部感染出现呼吸困难和头痛加重,至急诊室就诊。检查时,她意识不清和不安,伴有扑动性震颤和呼气困难。这个病人的动脉血气中,你最可能看到以下哪一种表现?

   A. pH低,伴有原发性呼吸性酸中毒
   B. pH低,伴有原发性代谢性酸中毒
   C. pH高,伴有原发性呼吸性碱中毒

D. pH高,伴有原发性代谢性碱中毒

E. 正常酸碱状态

3. 一名41岁男子因摩托车碰撞受伤入院后,其低氧血症逐渐恶化,需要高浓度吸氧的机械通气。插管时胸片显示弥漫性双侧渗出灶。这个患者的肺功能可能会发生以下哪一种变化?

A. 肺顺应性增加

B. FRC增加

C. 分流增加

D. 严重高碳酸血症

E. 气道阻力降低

4. 孕31周的女婴出生后不久,被发现有鼻翼翕动,肋间肌收缩,和氧饱和度偏低。胸片显示双侧肺浸润影后,她开始给予鼻腔持续气道正压通气。以下哪一种药物也应该用于治疗?

A. 地高辛

B. 利尿剂

C. 吸入沙丁胺醇

D. 吸入异丙托溴铵

E. 吸入表面活性剂

5. 一名71岁男子患有非常严重的COPD(FEV$_1$占预计值的28%),在病毒性上呼吸道感染后,其咳嗽、呼吸困难和咳痰量增加。经检查,他吸空气的SpO$_2$是81%,可见呼气延长和在呼气时弥漫的哮鸣音。在他目前的临床情况中,最可能看到以下哪种生理变化?

A. 气道阻力降低

B. 通气血流不匹配增加

C. 动脉pH升高

D. 肺泡—动脉氧分压差降低

E. 动脉中二氧化碳分压降低

氧疗

第九章

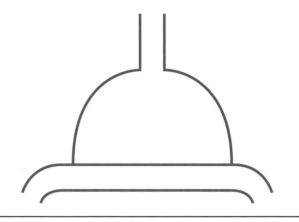

氧疗在治疗低氧血症,特别是呼吸衰竭中起着至关重要的作用。然而,患者对吸氧的反应差异很大,并且会产生一些潜在的危害。清楚地了解所涉及的生理学原理是必要的,才能最大限度地发挥其作用并尽量减少并发症。

通过给氧改善氧合

氧气的效能

通过吸入100%纯氧来最大程度的增加动脉氧分压有时并不合适。假设一名年轻人服用了过量的麻醉药,导致严重的低通气,动脉氧分压为50 mmHg,二氧化碳分压为80 mmHg(图2.2)。如果该患者进行机械通气并给予100%的氧气,动脉氧分压可能会增加到600 mmHg以上,即增加10倍(图9.1)。没有药物能够如此大幅度地、轻而易举地改善血液的气体成分!

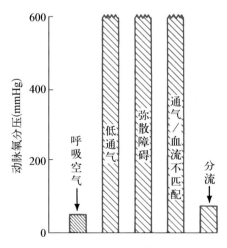

图9.1　吸入100%纯氧时动脉氧分压可以反映低氧血症的机制
假设吸入空气时氧分压为50 mmHg。值得注意的是,除了分流,其他所有情况都有显著改善,然而这就是有益的收获

各种类型低氧血症氧疗的反应

低氧血症的发生机制与机体对吸入氧气的反应密切相关。

通气不足

如果通气、代谢率以及肺泡二氧化碳分压不变,可以通过肺泡气体方程预计肺泡氧分压的改变:

$$PAO_2 = PIO_2 - \frac{PACO_2}{R} + F \tag{9.1}$$

其中 F 是一个小的校正系数。

假设肺泡二氧化碳分压和呼吸交换率没有改变,并忽略校正系数,该方程表明肺泡氧分压随着吸入气体氧分压平行升高。因此,将吸入空气变为 30% 的氧气可使肺泡氧分压增加约 60 mmHg。实际情况下,由于少量的静脉血掺杂,动脉氧分压总是低于肺泡氧分压。然而,通气不足引起的低氧血症,能够很容易通过适当的提高吸入氧浓度就逆转,这种情况一般都不太严重(图2.2)。在这些病例中氧气非常有效,但解决通气不足的原因也很重要。

弥散障碍

由这种机制引起的低氧血症也很容易通过给氧来改善,其原因通过观察肺毛细血管的摄氧动力学就可明确(图2.4)。氧气通过血气屏障的速率与肺泡气—毛细血管内氧分压差值呈正比(参见《韦斯特呼吸生理学精要》,第十版,第29页)。该差值在毛细血管前端通常约为 60 mmHg。如果将吸入氧气的浓度增加到 30%,则肺泡氧分压提高 60 mmHg,那么毛细血管前端摄氧率将加倍,从而改善了毛细血管末端血的氧合。因此,适当提高吸入氧浓度通常可以纠正低氧血症。

通气—血流不匹配

在这种情况下,吸氧通常对改善动脉氧分压也非常有效,而氧分压的升高由通气—血流不匹配的模式和吸入氧浓度来决定。给予 100% 的纯氧会使动脉氧分压升至高值,因为通气的肺单位会将氮气洗出,这时肺泡氧分压可以由$PO_2=PB - PH_2O - PCO_2$计算出。由于二氧化碳分压通常小于50 mmHg，由该公式计算得出肺泡氧分压值将超过600 mmHg，即使在通气—血流比值非常低的肺单位也如此。

然而，有两点需要注意。首先，肺部某些区域因通气不良，可能需要几分钟才能将氮气洗出。随着肺泡中的氮气被逐渐洗出，这些区域又继续接收由静脉血从周围组织带来的氮气。因此，动脉氧分压可能需要很长时间才能达到其最高水平，实际上，这是永远不可能实现的。其次，吸氧可能导致无通气区域增加（图9.5）。如果发生这种情况，动脉氧分压的升高就会停止（图9.3）。

当吸入中等浓度的氧气时，动脉氧分压由通气—血流比失衡的模式来决定，尤其是由低通气—血流比且血流充足的区域决定。图9.2表明在不同通气—血流比的肺模型中，动脉氧分压对吸入氧浓度的反应。值得注意的是，当吸入氧浓度为60%，正态分布标准差为2.0时，动脉氧分压从40 mmHg仅能升至90 mmHg，这种小幅度的上升归因于通气灌注比小于0.01的肺单位的影响。例如，一个肺泡的通气灌注比为0.006，给予吸入60%的氧气，其毛细血管末端的氧分压仅为60 mmHg，当吸入的氧浓度增加到90%时，这个

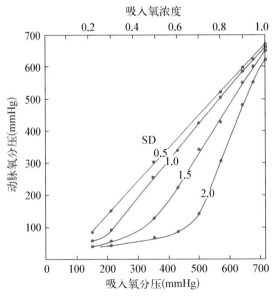

图9.2 **在理论的通气—血流比下，吸入氧分压与动脉氧分压的关系**
SD表示对数正态分布的标准差。注意，当分布很宽（SD=2）时，即使吸入60%的氧气，动脉氧分压仍然很低（引自West JB, Wagner PD. Pulmonary gas exchange. In: West JB, ed. Bioengineering Aspects of the Lung. Newyork, Ny: Marcel Dekker, 1977）

分布区域的动脉氧分压增加到近 500 mmHg。

图 9.2 假设随着吸入氧浓度的增加,通气—血流比保持不变。然而,由于缺氧性肺血管收缩的消除,通气不良区域肺泡缺氧的改善可能会增加该处的血流量,此时动脉氧分压的上升幅度较小。还要注意的是,如果低通气—血流比的区域在吸入高浓度氧时发生塌陷(图 9.5),动脉氧分压的上升幅度也较小。

分流

这是唯一一种即使吸入 100% 氧气时动脉氧分压仍然远低于正常肺的水平的低氧血症的类型。原因是,流经通气肺泡的血液(分流)不能"见到"增加的氧气,这部分血的氧浓度低,会降低动脉氧分压。这种抑制特别明显,因为在高氧分压时氧解离曲线几乎是平坦的(图 2.6)。

然而,应该强调的是,给分流患者吸入 100% 氧气后动脉氧分压才会有效增加,这是由于在高肺泡氧分压时,动脉溶解的氧量增加。例如,将肺泡氧分压从 100 mmHg 增加到 600 mmHg,会使毛细血管末端血液中的溶解氧从 0.3 mL/100 mL 增加到 1.8 mL/100 mL。100 mL 的血中增加了 1.5 mL 的氧,可与 5% 的正常动静脉血氧含量差氧相提并论。

图 9.3 显示了在不同的吸入氧浓度下,不同分流比例时动脉氧分压的

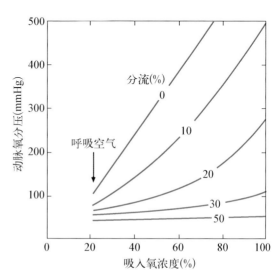

图 9.3　肺内不同程度分流时,增加吸入氧浓度与动脉氧分压的关系
须注意在吸入 100% 氧气时,动脉氧分压仍然远低于正常肺的水平。然而,即使是在严重分流的情况下,氧合也会获益(此图仅显示典型值;心输出量、摄氧量等的变化会影响线的位置)

变化。此图绘制于摄氧量为 300 mL/min，心输出量为 6 L/min 的情况下；这些值和其他值的变化会改变线条的位置。例如，一名有 30% 分流的患者，呼吸空气时动脉氧分压为 55 mmHg，如果他或她吸入 100% 的氧气，动脉氧分压增加至 110 mmHg，对应地氧饱和度增加，动脉血氧含量增加 10% 即 2.2 mL/100 mL。如果在心肌缺氧患者中，增加的量意味着氧输送的重要增益。

氧输送的其他因素

虽然动脉氧分压是一种关于血液氧合程度方面的测量，但其他因素在给组织供氧方面也很重要。这些因素包括血红蛋白浓度、氧解离曲线的位置、心输出量以及血液在周围组织中的分布。

血红蛋白浓度和心输出量的下降会减少单位时间内进入组织的氧量（"氧流量"）。流量可以表示为心输出量和动脉血氧含量的乘积：$\dot{Q} \times CaO_2$。

氧从周围毛细血管向组织细胞线粒体的弥散依赖于毛细血管氧分压。一个有用的指标是混合静脉血的氧分压，它反映了平均组织氧分压。Fick 方程重新排列如下：

$$C_{\bar{v}}O_2 = CaO_2 - \frac{\dot{V}O_2}{\dot{Q}} \qquad (9.2)$$

由该等式可知，如果降低动脉血氧含量或心输出量（假设耗氧量恒定），混合静脉血氧含量和氧分压都会下降。

混合静脉血的氧含量与氧分压之间的关系取决于氧解离曲线的位置（图 2.1）。发热时氧离曲线随着温度的升高而右移，或者在慢性低氧血症时随着 2,3-二磷酸甘油酸（DPG）浓度的升高而右移，氧含量恒定时，氧分压升高，有利于氧气扩散到线粒体。相反，如呼吸性碱中毒时二氧化碳分压低且 pH 高，或者由于大量输注库存血导致 2,3-DPG 浓度低，则曲线左移阻碍氧气释放到了组织。

最后，心输出量的分布在组织氧合中起重要作用。例如，患有冠状动脉疾病的患者，即便不考虑氧气输送过程中的其他因素，心肌中也容易存在缺氧区。

氧气输送到组织的重要因素

- 动脉氧分压
- 血红蛋白浓度
- 心输出量
- 从毛细血管向线粒体的扩散（例如，开放毛细血管数量）
- 血红蛋白的氧亲和力
- 局部血流量

给氧方式

鼻导管

鼻导管由两根插在前鼻孔内的叉状管道组成，并由一个轻型支架支撑。供氧速率为 1 ~ 6 L/min，吸入氧浓度为 25% ~ 35%。患者吸气流速越高，吸入氧浓度越低。当供氧流速较高时，通常对气体进行加湿，以防止患者不适和鼻黏膜分泌物结痂。

鼻导管的主要优点是病人没有戴面罩时的不适，他或她可以说话、吃饭并且可以接触面部。鼻导管可以长时间连续佩戴，这一点很重要，因为许多患有严重肺病的患者需持续吸氧。鼻导管的缺点是最大吸气氧浓度值较低和不可准确预计吸入氧浓度，特别是当患者吸气流速高或主要通过口呼吸时。使用高流量输氧装置可以将这种不可预计性降到最低（见下文）。

面罩

面罩有几种设计类型。适用于口鼻的普通塑料面罩，当流速为 10 ~ 15 L/min 时，吸入氧浓度可达到 60%。一些患者诉在使用这种类型的面罩时有窒息感。面罩侧面的大孔允许二氧化碳逸出，因此不会造成二氧化碳潴留。

文丘里面罩是根据文丘里原理制成，以提供特定的吸入氧浓度。氧气经狭窄的孔道进入面罩时在喷射气流的周围产生负压,携带一定量的空气从周围孔流入面罩,可以调节面罩周围孔的直径来达到所需的氧气浓度。孔的直径越小,环境空气混入越少,吸入氧浓度越高。理论上可提供24%～50%的吸入氧浓度,但由于面罩周围漏气和吸气流速的变化,不同患者的真实吸入氧浓度存在显著差异。

非重复吸入面罩旨在提供高达80%～100%的吸入氧浓度。氧气以10～15 L/min的流速进入面罩下方的储氧袋中。吸气时,患者从储氧袋中吸入富氧气体;呼气时,呼出气体通过面罩侧面的单向阀排出,防止吸入环境空气以及重复吸入呼出的气体。与普通面罩和文丘里面罩一样,漏气和吸气流速的改变都会对吸入氧浓度产生影响。

高流量输送系统

该装置可以在医院内使用,可以通过面罩或鼻导管以非常高的流速供氧,流速可高达60 L/min,该系统限制了环境空气混入,从而避免上述系统中吸入氧气浓度的不可预计性。

高流量鼻导管装置具有通过冲洗上呼吸道中的无效腔和产生一定呼气末正压(PEEP)来提高通气效率的额外益处,在合理筛选的部分急性呼吸衰竭患者中,使用该装置可以避免有创机械通气。

经气管给氧

氧气可通过气管前壁插入气管内的微导管输送,导管尖端位于隆突上方。对于长期接受氧疗的患者,它是一种有效的供氧方式,但随着治疗慢性肺疾病患者的可移动供氧系统的改进,其临床应用已显著下降。

氧帐

氧帐现在主要用于那些不能很好地接受面罩通气的儿童。吸氧浓度可达50%,但有火灾危险。

呼吸机

当患者通过气管内导管或气管切开管进行机械通气时,可以完全控制吸入气体的成分。理论上说，给予超过50%浓度的氧2天以上，则存在产生氧中毒的风险（见后文）。通常，应使用最低吸入氧浓度，来提供了一个可接受的动脉氧分压。这一水平很难界定，但对于高氧浓度机械通气的急性呼吸窘迫综合征（ARDS）患者，目标值是60 mmHg。

高压氧

如果在3个大气压下给予100%的氧，则吸入的氧分压将超过2 000 mmHg。该条件下，主要由于增加了溶解氧，动脉氧浓度会显著增加。例如，如果动脉氧分压是2 000 mmHg，溶氧量约为6 mL/100 mL血液。理论上，这足以提供5 mL/100 mL的动静脉氧含量差，使混合静脉血的血红蛋白保持完全饱和。

高压氧疗法的用途有限，很少用于治疗呼吸衰竭。现已被用于治疗严重的一氧化碳中毒，由于大多数血红蛋白无法携带氧气，因此溶解氧是至关重要的，而且高氧分压可加速血红蛋白中一氧化碳的解离。严重贫血危象拒绝输血的患者有时也用高压氧治疗。高压氧还作为放射治疗的辅助手段用于治疗气性坏疽、不愈合的皮肤溃疡，较高的组织氧分压可提高相对无血管肿瘤的放疗敏感性。高压氧舱对治疗减压病也很有效果。

高压氧疗需要特殊的设施和训练有素的人员。实际操作时，房间里充满空气，氧气由一个特殊的面罩供给，以确保患者得到纯氧，这样也减少了火灾隐患。注意避免过高的动脉氧分压，这可能诱发癫痫。

家用和便携式氧气装置

有些患者因严重的慢性肺病而致残，除非他们吸氧，否则几乎只能躺在床上或椅子上。这些患者往往能从家庭氧疗中获益。可以使用大型储罐或制氧机吸氧，制氧机采用合成沸石吸附氮气，把氧气从空气中提取出来。大多数患者还使用便携式氧气装置，方便外出旅行，包括液氧存储器或制氧机。

从便携式氧气装置中获益最大的是那些呼吸困难而运动耐量受限的患者。增加吸入氧浓度可以提高运动水平，从而使这些患者变得更加活跃。

研究表明，持续低流量吸氧可降低肺动脉高压并改善晚期慢性阻塞性肺病（COPD）患者的预后。虽然这种治疗是昂贵的，但供氧技术的改进使得它对许多患者越来越可行。

氧疗的危害

二氧化碳潴留

重度COPD或肥胖低通气综合征患者氧疗后发生凶险性二氧化碳潴留的原因在第八章进行了简要讨论。这类具有高呼吸做功的患者往往是通过低氧刺激外周化学感受器来驱动呼吸的。低氧血症改善后可消除这种刺激，通气水平可能急剧下降，从而导致严重的二氧化碳潴留。缺氧性肺血管收缩的缓解和通气—血流匹配的改变也发挥了重要作用。

在二氧化碳潴留患者中，间歇性或突然停止吸氧可导致严重低氧血症。例如，生理学家霍尔丹将间歇性吸氧比作间断地把溺水的人带到水面上来！对此的解释是，如果氧疗导致了二氧化碳潴留，然后突然停止吸氧，那么低氧血症可能比氧疗前更为严重。其原因是肺泡二氧化碳分压增加，从肺泡气体方程可以得出。

$$P_{AO_2} = P_{IO_2} - \frac{P_{ACO_2}}{R} + F \tag{9.3}$$

这表明肺泡二氧化碳分压的增加会降低肺泡氧分压，从而降低动脉氧分压。此外，高二氧化碳分压很可能会持续数分钟，因为人体中这种气体的储存量非常大，以至于多余的二氧化碳只能逐渐被洗出。因此，低氧血症可能是严重而持久的。

这些患者应给予低浓度的持续氧疗，以达到88% ~ 94%的氧饱和度，同时使用呼气末二氧化碳或动脉血气分析监测通气情况。氧解离曲线的形状（图2.1）应该在医生的脑海中提醒他或她，氧分压从30 mmHg上升到50 mmHg（在正常pH下）代表血红蛋白氧饱和度增加25%以上！

氧中毒

动物研究表明,长期高浓度吸氧会损害肺部。对暴露在100%氧气下2天的猴子进行研究表明,最早的变化是毛细血管内皮细胞开始肿胀。之后,内皮细胞间连接发生改变,毛细血管通透性增加,导致间质和肺泡水肿。此外,肺泡上皮可能剥脱,并被一排排2型上皮细胞所取代。后来,组织发生间质纤维化。

这些变化在人体中发生的程度难以确定,但正常受试者在呼吸100%氧气24 h后诉胸骨后不适。吸氧浓度100%,机械通气36 h的患者与吸入空气的对照组相比,动脉氧分压水平有逐渐下降的趋势。在实践中,只有插管和机械通气的患者才能在如此长的时间内达到如此高的水平。在严重低氧血症呼吸衰竭患者中,必须权衡使用高吸入氧浓度的风险与维持充分动脉血氧供应的需求。因此,一般的做法是使用最低的吸入氧气浓度,以维持足够的动脉氧分压。

肺不张

继发于气道阻塞

例如,如果患者呼吸空气并且气道完全被残留的分泌物阻塞,则可能会发生阻塞气道后的肺吸收性不张。其原因是静脉血气体分压之和小于大气压,从而使滞留气体被逐渐吸收(参见《韦斯特呼吸生理学精要》,第十版,第168—169页)。然而,这个过程相对较慢,需要数小时甚至数天。

如果患者呼吸高浓度的氧气,会加快吸收性肺不张的速度。这是因为肺泡中氮相对较少,但这种气体由于溶解度低,通常会减缓吸收过程。用其他快速吸收的气体代替氮气,肺泡也易于塌陷。麻醉期间的一氧化二氮就是一个例子。在正常肺中,侧支通气可为气体进入阻塞区域提供另一条通路,从而延迟或预防肺不张(图1.11C)。

吸收性肺不张在呼吸衰竭患者中很常见,因为他们的气道中通常有过多的分泌物或细胞碎片,而且他们经常接受高浓度氧疗。此外,侧支通气的通道可能因疾病而被阻塞。塌陷常见于肺的重力依赖区域,因为分泌物往往在这里聚集,而且该区域气道和肺泡的膨胀相对较差(见图3.4)。尽管缺氧性肺血管收缩可以在一定程度上限制肺不张区域被灌注,仍将发生与肺不张区域灌注程度吻合的低氧血症。

低通气—血流比的不稳定区域

研究表明,低通气灌注比的肺单位在吸入高浓度氧时可能变得不稳定和塌陷。图9.4给出了一个例子,它显示了一个车祸后出现呼吸衰竭的患者(见图8.4)在呼吸空气和吸入100%氧30 min后的通气—血流比的分布情况。注意,在呼吸空气时,还有充足的血液流向低通气灌注比的单位,却仅有8%的分流。给氧后,低通气灌注比单位的血流量变化不明显,但分流增加到近16%。这种变化最可能的解释是低通气单位变得无通气。

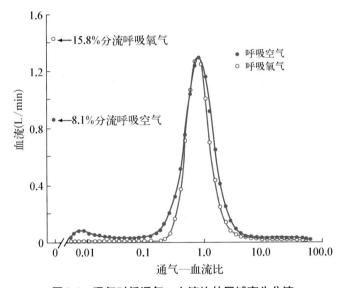

图9.4　吸氧时低通气—血流比的区域变为分流
该患者在车祸后出现呼吸衰竭(同一患者,如图8.3)。呼吸空气时,有充足的血液流到低通气—血流比的区域。吸入100%的氧30 min后,低通气灌注比区域的血流量改变不明显,但分流加倍

图9.5给出了所涉及的机制。该图显示了4个假想肺单位在吸入80%氧时均具有较低的通气灌注比($\dot{V}A/\dot{Q}$)。在A中,吸气量(肺泡)为49.4个单位,呼气量仅为2.5个单位(实际值取决于血流量)。呼出的气体较少的原因是血液吸收了大量的气体。在B中,吸气量略微降低至44.0个单位(与之前

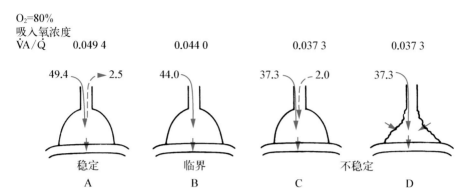

图9.5 吸入高浓度氧时低通气—血流比（V̇A/Q̇）肺单位塌陷的机制

A. 呼气量较少的原因是吸入的气体绝大部分被血液吸收了；B. 无呼气量，因为所有吸入的气体都被血液吸收了；C, D. 从肺单位移到血液的气体多于吸入的气体，导致肺泡不稳定。

血流量相同），没有呼气量，因为所有吸入的气体都被血液吸收了。这样的肺单元被认为具有"临界"的通气—血流比。

在图9.5C和D中，吸气量进一步减少，甚至少于进入血液的气体量。这是一个不稳定的状态。在这种情况下，要么在呼吸的呼气相从相邻的肺泡获得气体（如图C），要么肺泡逐渐塌陷（如图D）。由于间歇性气道关闭而使肺泡通气不良，肺泡逐渐塌陷的可能性更大，这在ARDS肺的重力依赖区域中很常见，因为FRC大大减少。当吸入氧浓度接近100%时，更易引起肺不张。

在治疗呼吸衰竭患者时，给氧时分流进展也是一个要避免高浓度吸氧的原因。同样，这些患者在呼吸100%氧气时测量的分流值（如图2.6）可能远高于在呼吸空气时已存在的分流。

早产儿视网膜病变

患有婴儿呼吸窘迫综合征的早产儿接受高浓度氧疗，可能在晶状体后面形成纤维化，导致视网膜剥脱和失明。以前称为晶状体后纤维组织增生症，可以通过避免过高的动脉氧分压和其他已确定的危险因素来预防。

关键概念

1. 氧疗在许多肺部疾病患者的治疗中具有极其重要的价值,常常能大幅度增加动脉氧分压。
2. 动脉氧分压对吸入氧气的反应因低氧血症的原因而异。分流较大的患者反应不佳,即便如此,增加的动脉氧分压对患者也很有帮助。
3. 氧疗的方式多种多样。鼻导管对慢性阻塞性肺病患者的长期治疗很有价值。通过插管和机械通气可获得最高的吸入氧浓度。
   氧疗的危害包括氧中毒、二氧化碳潴留、肺不张和早产儿视网膜病变。

临床案例

名41岁男子发热2天,咳嗽和呼吸困难加重。体格检查为,发热,用力呼吸,吸空气脉搏氧饱和度80%,左下肺叩诊浊音,听诊呼吸音减弱。胸片显示左肺下叶大片不透明致密影。实验室检查结果为,白细胞计数$15 \times 10^3/\mu L$(正常为$(4 \sim 10) \times 10^3/\mu L$)和血红蛋白7 g/dl(正常为13 ~ 15 g/dl)。动脉血气分析提示二氧化碳分压34 mmHg和氧分压55 mmHg。通过鼻导管及非重复吸入面罩给氧后,氧饱和度仍未能改善。然后插管进行机械通气,吸入氧浓度为1.0,动脉血气显示氧分压为62 mmHg。

问题

- 您如何解释在开始机械通气后氧分压的变化?
- 发热对组织供氧有什么影响?
- 与他正常健康状态相比,您认为他的混合静脉血氧含量有何变化?
- 除了高吸入氧浓度的机械通气外,还可以考虑采取哪些干预措施来改善组织氧输送?

问题

1. 一名健康的年轻男性因过量服用苯二氮䓬类药物导致严重的通气不足而被送入急诊科。给他呼吸 50% 的氧气时，他的动脉二氧化碳分压没有变化，动脉氧分压（mmHg）预计会升高多少？

   A. 25

   B. 50

   C. 75

   D. 100

   E. 200

2. 某一先天性心脏病患者，有占心脏输出量 20% 的右向左分流，呼吸空气时动脉氧分压为 60 mmHg。给他呼吸 100% 氧气时，你预计他的动脉氧分压：

   A. 降低

   B. 保持不变

   C. 增加小于 10 mmHg

   D. 增加 10 mmHg 以上

   E. 上升至约 600 mmHg

3. 一氧化碳中毒患者的血样监测显示氧解离曲线的 P50 降低。可能的原因是：

   A. 动脉氧分压增加

   B. 一氧化碳对血红蛋白氧亲和力的影响

   C. 增加红细胞 2,3–DPG 浓度

   D. 动脉 pH 降低

   E. 轻度发热

4. 与面罩相比，鼻导管供氧的一个缺点是：

   A. 鼻导管比面罩更不舒适

   B. 不能获得高于 25% 的吸入氧浓度

   C. 吸入的氧浓度变化很大

   D. 患者不能说话

   E. 吸入的二氧化碳分压趋于上升

5. 将肺部正常但严重贫血的患者置于高压氧舱中,总压力为3个大气压,并通过阀门箱给予100%氧气。您预计动脉血中溶解的氧(以mL氧气/100 mL血液计)会增加至:
   A. 1
   B. 2
   C. 3
   D. 4
   E. 6

6. 吸入高浓度氧气1 h后,低通气灌注比的肺单位可能会倒塌,因为:
   A. 肺表面活性物质失活
   B. 氧中毒引起肺泡水肿
   C. 气体被血液吸收的速度比通过通气进入肺单位的速度要快
   D. 小气道周围间质水肿导致气道关闭
   E. 小气道发生炎性改变

7. 一名71岁男性因严重慢性阻塞性肺疾病急性加重入院。通过鼻导管6 L/min吸氧后,氧饱和度从吸空气时80%增加到99%。2 h后,观察到嗜睡加重,动脉血气分析提示二氧化碳分压从入院时的48 mmHg上升到59 mmHg。以下哪一项叙述最能解释动脉二氧化碳分压的变化?
   A. 降低外周化学感受器对呼吸的刺激
   B. 改善通气—血流比
   C. 血红蛋白—氧解离曲线向右移动
   D. 血红蛋白链上氨基甲酰基的形成增加
   E. 动脉pH升高

机械通气

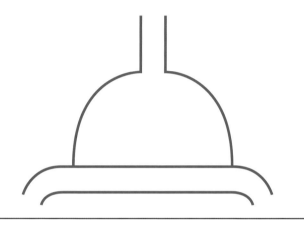

机械通气对于治疗呼吸衰竭至关重要。一度仅用于急救或危重症治疗的最后手段,现在常用于呼吸衰竭患者的呼吸支持。机械通气是一门复杂的技术课题,本文仅限于其应用、益处和危害的生理学原理。

机械通气的方法

机械通气的方法多种多样。

有创机械通气

大多数急性呼吸衰竭患者通过有创机械通气进行支持,呼吸机通过气管内插管或少数采用气管切开管与上呼吸道连接。气管切开管通常是在气管插管很长一段时间后放置,偶尔当上呼吸道受累时如过敏或喉部肿瘤则在呼吸衰竭开始时就放置。气管插管远端有一个可充气套囊,以密封气管。气管导管可以通过鼻子或嘴插入。无论是哪种类型的管子,都通过向气道输送正压气体来使肺充气(图10.1)。

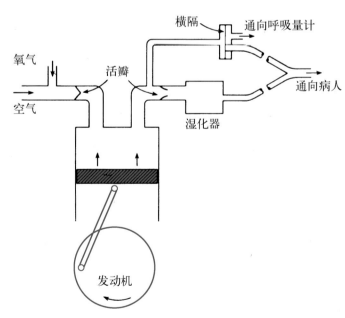

图10.1 定容通气示例(示意图)

在实际应用中,潮气量和频率是可以调节的。在呼气阶段,活塞下降,气缸内压力降低,隔膜向左移,允许患者通过肺量计呼气

无创机械通气

正压还可以通过口鼻密闭面罩来给予,这种无创的通气方式越来越多地应用于重症治疗,特别是慢性阻塞性肺疾病急性加重,肥胖低通气综合征和预计需要机械通气时间较短的其他形式的通气衰竭患者。然而,对于肺炎或急性呼吸窘迫综合征(ARDS)导致的严重低氧性呼吸衰竭患者来说,无创机械通气不是一种有效的支持形式,并且对于无气道保护能力、气道分泌物过多或吸入风险较高的患者,一般应避免使用。

箱式呼吸机

与上述方法不同的是,箱式呼吸机向胸廓外和身体其他部位(除头部外)提供负压(低于大气压)。它是由一个坚硬的盒子(铁肺)连接到一个控制呼吸周期的大容量、低压泵组成。盒子通常沿中间铰接,以便打开来进行护理。

箱式呼吸机已不再用于治疗急性呼吸衰竭,因为它限制了与患者的接触、体积大、不方便使用。它曾被广泛用于脊髓灰质炎的患者,目前,偶尔也用于需要数月或数年机械通气的慢性神经肌肉疾病患者。箱式呼吸机的一个改进模式是套在胸部和腹部的铁甲,同样产生负压。通常用于神经肌肉性呼吸衰竭部分康复的患者。

机械通气开始时机

启动机械通气的决定不应轻易做出,因为这是一项需要大量的人员和设备投入的重大干预措施,而且存在许多危险。没有特定的需要机械通气的动脉二氧化碳分压或氧分压阈值。然而,机械通气的时机取决于疾病的严重程度、低氧血症和高碳酸血症进展的快慢、血流动力学的稳定性和患者的一般情况等因素。

机械通气的模式

大多数现代呼吸机可以通过多种方式提供正压通气,称为通气"模式"。恰当的通气模式是根据患者的临床和生理需求来设定的。

容量控制

以指定的速率将预设容积的气体传送给患者。没有瘫痪并且呼吸肌力量良好的患者可以触发呼吸机,使呼吸频率超过预设值,并且在每次额外呼吸时获得充足的潮气量。吸呼比也可以控制,对于阻塞性肺病患者来说,确保充足的呼气时间尤其重要。

该模式的优点在于,尽管肺或胸壁的弹性发生变化或气道阻力增加,仍有已知体积的气体输送给患者。缺点是可能会产生气道高压。但在实际应用中,安全泄气阀可以防止气道压达到危险水平。

压力控制

该模式不是在每次呼吸时提供恒定的潮气量,而是在指定时间内提供预设的压力。设定一个最小呼吸频率,患者可以触发呼吸机,呼吸频率将超过预设值,自主触发呼吸时也接受预设的压力。气体的流量不是由医生设定的,而是由吸入压力和气道阻力的变化决定的。吸呼比是通过调节吸气时间来控制的。

该模式的优点是可以防止气道压力过大,主要的缺点是潮气量会随着呼吸系统顺应性的变化而变化。气道阻力的增加可能会降低通气量,因为没有足够的时间来平衡机器和肺泡之间的压力。因此,必须通过动脉血中二氧化碳分压来监测分钟通气量。

压力支持

该模式类似于压力控制,患者在吸气时获得预设压力。但是,没有预设的呼吸频率,每一次压力支持都由患者触发。因此,它仅适用于能够触发呼吸的患者。此外,吸气压力在吸气流量低于某一阈值时终止,而不是在预设的时间后中止。这种模式通常用于单纯为防止口腔或胃分泌物吸入而插管的患者,或因神经肌肉无力而难以脱离呼吸机的患者,该模式对患者来说更舒适。

该模式的一种变体,称为双水平气道正压,通常用于无创机械通气。当患者开始呼吸时,吸气压力升高并保持在预设水平,称为吸气气道正压(IPAP),直至吸气流量降低。呼气时,气道压力维持在 0 cmH_2O 以上,称为呼气相气道正压(EPAP),其作用与呼气末正压相同(PEEP,下文讨论)。

持续气道正压

在这种模式中,呼吸机在吸气和呼气时对气道施加恒定的正压。通过增加功能残气量(FRC)和防止肺不张来改善氧合。持续气道正压通气(CPAP)通常用于正在尝试脱离呼吸机或单纯为气道保护而插管的患者。

这种模式可以通过一个严密的面罩来应用,正如在婴儿呼吸窘迫综合征(见第八章)的新生儿或急性心力衰竭加重的成年人中的应用。

高频通气

在高频射流或振荡通气中,非常低的潮气量(50~100 mL)以高频率(大约每秒20个周期)输送。肺振动而不是常规方式的膨胀,气体的输送是通过弥散和对流两种形式进行的。由于高频通气维持的平均气道压力高于传统的呼吸机模式,因此,重症ARDS患者有时会使用高频通气,这种做法儿童比成人更常见。还可应用于支气管胸膜瘘从肺部漏气的患者。

呼气末正压

对于大多数接受机械通气的患者,呼气期间给予气道 5 cmH_2O 的压力,称为呼气末正压(PEEP),旨在抵消FRC的降低和患者在仰卧或半卧位通气时可能发生的肺不张。它本身并不是一种机械通气模式,而是一种可用于大多数机械通气支持模式的干预措施。

动脉氧分压在吸入氧浓度增加的情况下仍不能升高,这在重症肺炎或ARDS而分流较大的患者中可能发生(图9.3),PEEP作为改善气体交换的一种手段通常会提高到5 cmH$_2$O以上。在某些情况下,可能会使用高达20 cmH$_2$O的PEEP。增加PEEP能通过多种机制提高动脉氧分压。呼气末正压增加了跨肺压,使功能残气量(FRC)增加,而这些患者因为肺的弹性回缩增加FRC通常较小。功能残气量增加,逆转了导致气道闭合,间歇性通气或无通气以及吸收性肺不张的低肺容量,尤其是在重力依赖区域(图3.4和图9.5)。气道水肿的患者也会受益,这可能是因为液体被转移到周围小气道或肺泡中,使肺的某些区域得以通气。PEEP的另一益处是它可以降低吸入氧浓度,从而降低氧中毒的风险。

呼气末正压(PEEP)

- 增加FRC,防止肺不张
- 大多数接受机械通气的患者使用5 cmH$_2$O
- 提高呼吸衰竭患者的动脉氧分压
- 严重低氧血症可使用高达20 cmH$_2$O的值
- 可降低吸入氧浓度

机械通气的生理效应

降低动脉二氧化碳分压

机械通气的一个主要作用是降低二氧化碳分压,患者由于神经肌肉疾病、药物过量而无法自主呼吸或肺本身患有严重疾病,如ARDS,导致二氧化碳分压升高。气道阻塞患者呼吸耗氧量高,使用机械通气可显著降低氧的摄取和二氧化碳的产生,从而降低动脉二氧化碳分压。

正常肺组织中,动脉二氧化碳分压与肺泡通气之间的关系,由肺泡通气方程得出:

$$PCO_2 = \frac{\dot{V}CO_2}{\dot{V}_A} \cdot K \qquad (10.1)$$

K是常数。在病变肺组织中，由于肺泡无效腔，即无灌注肺泡或通气灌注比高的肺泡，所以方程中的分母 $\dot{V}_A$ 小于正常的肺泡通气量。因此，分母有时被称为"有效肺泡通气量"。

机械通气会增加肺泡和解剖无效腔。因此，有效肺泡通气量不会随总通气量增加而等量的增加。尤其发生于使用较高的气道压力支持下，这样的例子可以从图10.2看出。本例ARDS患者的PEEP从0增加到16 cmH$_2$O，无效腔量从36.3%增加到49.8%。在一些患者中，高水平的PEEP也会导致肺单位通气—血流比增高，引起通气分布曲线的右侧向上凸，在我们给出的示例中没有出现这种情况。偶尔，0 PEEP正压通气的情况下，也会出现较大的生理无效腔。如图8.4所示。

正压通气增加无效腔的原因有多种。首先，通常会增加肺容积，尤其是当加入PEEP时产生气道径向牵引力而增加解剖无效腔。其次，升高的气道压会使血液从通气区域分流走，产生通气灌注比高的区域，甚至是无灌注的区域（图10.3）。尤其常见于肺的最上部，由于静水压的效应，该区肺的动脉压力相对较低（参见《韦斯特呼吸生理学精要》，第十版，第50页）。实际上，如果毛细血管内压低于气道压，毛细血管可能会完全塌陷，导致肺无灌注（图10.3）。这种塌陷是由两个因素促进的：① 异常高的气道压力；② 静脉回流减少和随之而来的肺低灌注。循环血量减少时，后者更易发生（见本章后面部分）。

因无效腔增加而升高的动脉二氧化碳分压，可以通过增加呼吸频率来增加通气量而降低。虽然平均气道压增加对于对抗分流是很必要的，但必须要记住平均气道压的增加会导致无效腔大幅增加，从而导致低氧血症（图10.2）。

在实践中，一些机械通气的患者会因为过度通气而产生异常低的动脉二氧化碳分压。这导致了呼吸性碱中毒。常常由于低氧血症和外周循环障碍，可导致代谢性酸中毒。应避免过低的动脉二氧化碳分压，因为它会减少脑血流量，并可能导致脑缺氧。

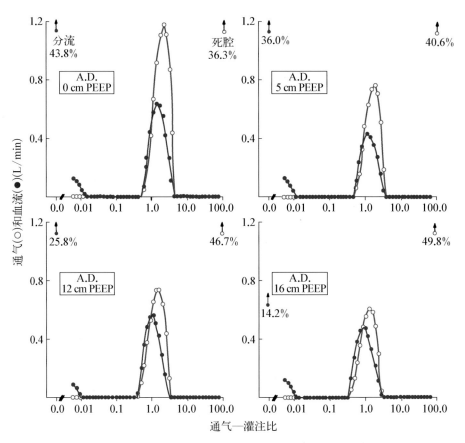

图 10.2　急性呼吸窘迫综合征（ARDS）患者 PEEP 水平升高导致分流减少和无效腔增加
随着 PEEP 逐渐从 0 增加到 16 cmH₂O，分流占心输出量的比例从 43.8 下降到 14.2%，无效腔占潮气量的比例从 36.3 上升到 49.8%（引自 Dantzker DR, Brook CJ, DeHart P, et al. Ventilation-perfusion distributions in the adult respiratory distress syndrome. Am Rev Respir Dis, 1979, 120: 1039−1052）

　　二氧化碳潴留患者过度通气的另一危害是血钾过低，这容易导致心律失常。当二氧化碳潴留时，钾就会从细胞中转移到血浆，并由肾脏排出。此后如果二氧化碳分压迅速降低，钾离子就会回到细胞中，导致血钾过低。

增加动脉氧分压

　　对于大多数呼吸衰竭患者，机械通气的主要目的是增加动脉氧分压。

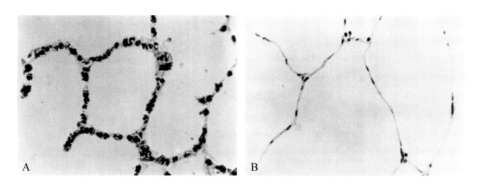

图10.3　气道压升高对肺毛细血管组织学形态的影响

A. 正常形态; B. 当肺泡压高于毛细血管内压时, 塌陷的毛细血管 (引自 Glazier JB, Hughes JMB, Maloney JE, et al. Measurements of capillary dimensions and blood volume in rapidly frozenlungs. J Appl Physiol, 1969, 26: 65−76)

临床上, 通常使用富氧混合气体进行通气。理想情况下, 吸入氧浓度应维持动脉氧分压在 60 mmHg 以上, 为防止氧中毒和肺不张的发生, 应避免吸入氧浓度过高。如上所述, 分流较大的患者, 增加吸入氧浓度动脉氧分压可能不会增加, 而 PEEP 对于改善这一情况是必要的。

图 10.2 显示了 PEEP 对 ARDS 患者的影响。PEEP 从 0 逐渐增加到16 cmH₂O, 导致分流占心输出量的比例从 43.8% 下降到 14.2%。少量的血液流向通气不良的肺泡。PEEP 的增加也使无效腔占潮气量的比例由 36.3% 增加到 49.8%。这可以解释为肺泡压力增加压迫了毛细血管, 肺容积增加, 以及气道的径向牵引力增大, 从而导致其容量增加。下文将进一步讨论这种情况。

偶尔, 过大的 PEEP 会降低动脉氧分压而不是提高氧分压。其中一个重要的机制是在高水平 PEEP 时心输出量大幅下降, 从而降低混合静脉血氧分压, 从而降低动脉氧分压。PEEP 通过阻碍静脉回流而降低心输出量, 尤其是当循环血容量因出血或休克而减少时。因此, PEEP 的价值不应仅根据它对动脉氧分压的影响来衡量, 而应根据向组织供氧的总量来衡量。动脉血氧含量和心输出量的乘积是一个有用的指标, 因为这改变了混合静脉血的氧分压, 因此也改变了许多组织的氧分压。

PEEP 降低氧分压的其他机制包括灌注良好区域的通气减少 (因为无效

腔增加和灌注不良区域的通气），以及由于气道压力升高将血液从通气区域分流到无通气区域。后一机制常见于当PEEP用于局灶性而非弥漫性肺损伤时。

高水平PEEP的另一个危害是由于肺泡壁的张力过高导致的肺毛细血管损伤。肺泡壁可以看作是一串毛细血管。张力过高增加了毛细血管壁的应力，导致肺泡上皮细胞、毛细血管内皮细胞，有时甚至是整个肺泡壁的破坏。这是"压力衰竭"的另一个例子，压力衰竭曾在第六章讨论，它与高毛细管静水压引起的肺水肿相关。

对静脉回流的影响

如上所述，机械通气往往会阻碍血液回流到胸腔，从而降低心输出量。正压和负压通气都是如此。在仰卧、放松的患者中，血液回流到胸腔取决于周围静脉压和平均胸腔内压之间的差异。呼吸机增加气道压力，使平均胸膜腔内压升高，静脉回流受阻。即使气道压力为大气压，如在箱式通气机中，静脉回流也趋于下降，因为周围静脉压也会因负压而降低。只有使用铁甲呼吸机，静脉回流几乎不受影响。

正压通气对静脉回流的影响取决于吸气压力的大小和持续时间，尤其是加入PEEP时。从这个观点来看，理想的通气模式是相对低压的短吸气相，接下来是长呼气相和0（或略负的）呼气末压力。然而，这种模式促成低肺容量和随之而来的低氧血症，故而通常需要采取折中的设置。给予大多数机械通气患者5 cmH$_2$O的PEEP，对静脉回流几乎没有影响。

静脉回流的一个重要决定因素是循环血容量的多少。如果循环血容量减少，例如出血或休克，正压通气常会引起心输出量显著下降，可能发生低血压。因此，通过适当的补液来纠正低血容量尤为重要。监测中心静脉压通常可指导补液，但要考虑气道压力增高的影响。气道正压通常会升高中心静脉压。

内源性PEEP也会减少静脉回流。如果患者在每次呼吸时不能完全呼出所输送的潮气量，则可能发生进行性肺过度膨胀，导致胸腔内压力增加，静脉回流减少。见于COPD或哮喘急性发作期插管的患者或呼吸频率非常高的患者（如作为严重代谢性酸中毒的代偿），这与呼气时间减少有关。

机械通气的各种危险

机械故障会时常发生，包括电源故障、微处理器故障、连接断开和管道扭结。呼吸暂停报警可用来警示这些危险，但重症医疗团队的熟练监护是至关重要的。

当使用PEEP和或较大的潮气量时，可能会发生气胸。如果肺过度膨胀，可能会发生间质性气肿。气体从破裂的肺泡逸出，沿血管周围和支气管周围间质走行(图6.1)，并可进入纵隔和颈胸壁皮下组织。

潮气量过大，肺泡反复过度拉伸，会导致呼吸机相关性肺损伤。确保患者的潮气量不超过8 ~ 10 mL/kg(以理想体重计算)对于预防此问题至关重要。

患者持续机械通气时间较长可能发生呼吸机相关性肺炎。心律失常可能是由pH值的快速波动和低氧血症引起。机械通气时未接受肠内营养的患者，胃肠道出血发生率也增加。

一些并发症是与气管插管和气管切开有关。喉部或气管溃疡偶尔可见，尤其常见于过度充气的套囊对黏膜施加过大的压力时。这会引起瘢痕和气管狭窄，气管软骨环损伤，并发展为气管—食管瘘。使用高容低压套囊大大减少了这些问题的发生率。在气管插管时应避免管的远端意外地插入右主支气管内，这可能导致左肺和右肺上叶不张。

关键概念

1. 机械通气在治疗呼吸衰竭患者中起着重要作用。通气支持可以通过气管导管或气管切开管进行侵入性通气支持，或者通过紧密贴合的面罩进行无创通气。

2. 大多数呼吸机通过正压通气为患者提供呼吸支持。除了长期神经肌肉疾病的患者，现在很少使用箱式或负压呼吸机。

3. 正压通气有多种模式。这些模式经常与呼气末正压(PEEP)相结合，以改善严重低氧血症患者的氧合。

4. 机械通气，尤其是当氧浓度和PEEP增加时，通常会增加动脉氧分压并降低二氧化碳分压。但是，它会减少静脉回流，还可能导致气胸和其他并发症。

临床案例

名54岁的老年女性，因呼吸困难、发热、咳嗽及右侧胸痛2天而到急诊室就诊。胸片显示右肺下叶阴影，诊断为肺炎，住院治疗。即便已经接受适宜的抗生素治疗，但呼吸困难和低氧血症逐渐加重，并且需要转入ICU。使用高流量吸氧后，仍为低氧血症，需要气管插管并开始有创机械通气。插管后胸片检查显示双肺弥漫性阴影。开始进行容量控制通气，潮气量为550 mL，呼吸频率为20次/分，吸入氧浓度为1.0，PEEP为5 cmH$_2$O。插管前及插管后30 min分别获得以下数据：

时间点	血压（mmHg）	动脉氧分压（mmHg）	动脉二氧化碳分压（mmHg）
插管前	130/77	51	46
插管后	98/69	58	38

问题

• 您如何解释插管后观察到的动脉二氧化碳分压的变化？
• 插管后，您预计她的无效腔会发生什么变化？
• 胸片检查结果对吸气时肺部充气所需的压力有何影响？
• 您考虑可以采取哪些干预措施来改善她的氧合状况？
• 您如何解释插管后血压下降的原因？

问题

1. 一名40岁男性因严重ARDS正接受有创机械通气治疗。采用容量控制模式通气,呼吸频率15次/分,潮气量500 mL,PEEP 5 cmH$_2$O。将吸入氧浓度从0.5增加到1.0后,他的动脉氧分压仍低于60 mmHg。以下哪种干预措施最适合改善他的氧合?

   A. 增加潮气量

   B. 增加呼吸频率

   C. 增加PEEP

   D. 增加吸气流速

   E. 改为压力控制通气

2. 一名66岁的女性因上消化道出血,失血性休克,为防止误吸血液予插管。患者行容积控制通气,F$_i$O$_2$为0.5,潮气量为450 mL,插管后血压从110/70 mmHg下降到85/50 mmHg,听诊双肺呼吸音相同,气管处于中线位置。下面哪一项最有可能引起她血压的变化?

   A. 静脉回流减少

   B. 高碳酸血症

   C. 气管导管插入右主支气管

   D. 气胸

   E. 吸收性肺不张

3. 您正在查看由于严重呼吸衰竭而插管患者使用的呼吸机。呼吸机设定的呼吸频率为10次/分,实际患者总每分钟有18次呼吸。每次呼吸时,压力增加到PEEP设定值以上10 cmH$_2$O并保持在该水平1 s。潮气量似乎随时间而变化。接下来将采用哪一种模式来给患者通气的?

   A. 持续气道正压

   B. 高频振荡通气

   C. 压力控制

   D. 压力支持

   E. 容量控制

4. 一名呼吸肌瘫痪但肺部正常的患者正在接受机械通气治疗。在该患者

中,可通过以下哪种方式降低动脉二氧化碳分压而不改变总通气量:

A. 降低FRC

B. 增加潮气量

C. 增加呼吸频率

D. 降低气道阻力

E. 增加吸入气体的氧浓度

5. 以下哪一位患者最适合使用无创正压通气?

A. 急性呼吸窘迫综合征

B. 慢性阻塞性肺病加重期

C. 精神状态急剧改变,伴有气道分泌物过多

D. 格林—巴利综合征,长期需要呼吸支持

E. 大的喉部肿块阻塞气管开口

6. 机械通气治疗ARDS患者时,使用PEEP通常会导致:

A. 动脉氧分压降低

B. FRC减少

C. 增加分流

D. 减少生理无效腔

E. 减少静脉血回流到胸腔

符号、单位和正常值

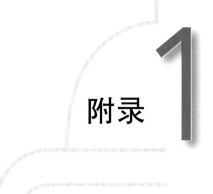

附录 **1**

主要符号

C	血液中气体浓度
F	干燥气体浓度
P	压力或分压
Q	血容量
Q̇	单位时间血容量
R	呼吸交换率
S	血氧饱和度
V	气体容积
V̇	单位时间气体容积

气相次要符号

A	肺泡
B	气压
D	无效腔
E	呼气
I	吸气
L	肺

T   潮气量

血相次要符号

a   动脉
c   毛细血管
c′   终末毛细血管
i   理想状态
V   静脉
$\overline{V}$ 混合静脉

示例

动脉血氧含量CaO_2
呼气氮气浓度FEN_2
混合静脉血氧分压$P_{\overline{v}}O_2$

单位

本书使用传统公制单位。压力以毫米汞柱（mmHg）表示，托（torr）是与其几乎相同的单位。

在欧洲，现在普遍使用国际单位制（Système International，SI）。大多数单位都为人所熟知，但对压力单位千帕（kPa）则较困惑。1 kPa=7.5 mmHg（大约）。

将气体容积转化为BTPS

肺容量包括用力呼气量（FEV）和用力肺活量（FVC），通常是在体温（37℃）、体内压力、饱和水蒸气（BTPS）状态下表示。需要将在环境温度（t）、大气压、饱和水蒸气（ATPS）状态下肺活量计测量的容量转换为BTPS，

$$\frac{310}{273+t} \cdot \frac{P_B - P_{H_2O}(t)}{P_B - 47}$$

在实际应用中,可应用上述公式进行转换。

该公式和所有其他公式的推导可参见本书的姊妹篇《韦斯特呼吸生理学精要》第十版,第200页。

参考值

肺功能检查的参考值

正常值取决于年龄、性别、身高、体重和种族。这是一个复杂的问题;详细讨论,请参阅Cotes JE, Chinn DJ, Miller MR所著《肺功能(第六版)》(英国牛津:布莱克韦尔,2006),第333—365页。一些常见检查的参考值如表A.1所示。有证据表明,人们正在变得更健康,肺功能正在改善。

表1	美国白人非吸烟成年人常见肺功能检查参考值示例	
	男	女
TLC(L)	7.95 St* + 0.003 A† − 7.33(0.79)‡	5.90 St−4.54(0.54)
FVC(L)	7.74 St−0.021 A−7.75(0.51)	4.14 St−0.023 A−2.20(0.44)
RV(L)	2.16 St+0.021 A−2.84(0.37)	1.97 St+0.020 A−2.42(0.38)
FRC(L)	4.72 St+0.009 A−5.29(0.72)	3.60 St+0.003 A−3.18(0.52)
RV/TLC(%)	0.309 A+14.1(4.38)	0.416 A+14.35(5.46)
FEV_1(L)	5.66 St−0.023 A−4.91(0.41)	2.68 St−0.025 A−0.38(0.33)
FEV_1/FVC(%)	110.2−13.1 St−0.15 A(5.58)	124.4−21.4 St−0.15 A(6.75)
$FEF_{25\%\sim75\%}$(L·s⁻¹)	5.79 St−0.036 A−4.52(1.08)	3.00 St−0.031 A−0.41(0.85)

（续表）

	男	女
$MEF_{50\%FVC}(L \cdot s^{-1})$	6.84 St−0.037 A−5.54（1.29）	3.21 St−0.024 A−0.44（0.98）
$MEF_{25\%FVC}(L \cdot s^{-1})$	3.10 St−0.023 A−2.48（0.69）	1.74 St−0.025 A−0.18（0.66）
$DI(mL \cdot min^{-1} \cdot mmHg^{-1})$	16.4 St−0.229 A+12.9（4.84）	16.0 St−0.111 A+2.24（3.95）
DI/V_A	10.09−2.24 St−0.031 A（0.73）	8.33−1.81 St−0.016 A（0.80）

注：TLC 为肺总量，FVC 为用力肺活量，RV 为残气量，FRC 为功能残气量，FEV_1 为第一秒用力呼气量，FEV_1/FVC 为 1 s 率，$FEF_{25\%\sim75\%}$ 为用力呼出 25% ～ 75% 肺活量时的平均呼气流量，$MEF_{50\%FVC}$ 为 50% 用力肺活量最大呼气流量，$MEF_{25\%FVC}$ 为 25% 用力肺活量最大呼气流量。
*St 代表身高（m）。
[†]A 代表年龄（岁）。
[‡]括号内数值为标准差。
源自 Cotes JE, Chinn DJ, miller MR. Lung Function. 6th ed. Oxford, UK: Blackwell, 2006.

拓展阅读

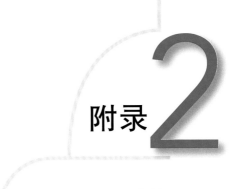

附录 2

Courtney Broaddus V, Mason RJ, Ernst JD, King TE, Lazarus SC, Murray JF, Nadel JA, Slutsky AS, Gotway MB. *Murray and Nadel's Textbook of Respira-tory Medicine*. 6th ed. Philadelphia, PA: Saunders Elsevier, 2015.

Crystal RG, West JB, Weibel ER, Barnes PJ. *The Lung: Scientific Foundations*. 2nd ed. Philadelphia, PA: Lippincott-Raven, 1997.

Grippi MA, Elias JA, Fishman JA, Kotloff RM, Pack AI, Senior RM. *Fishman's Pulmonary Diseases and Disorders*. 5th ed. New York, NY: McGraw-Hill Education, 2015.

Kumar V, Abbas AK, Aster JC. *Robbins and Cotran Pathologic Basis of Disease*. 9th ed. Philadelphia, PA: Saunders Elsevier, 2014.

章节末问题的答案

附录 3

第一章

问题1： A是正确的。 固定的上呼吸阻塞可减少吸气及呼气流速。其他选择不正确。对支气管扩张剂药物反应的检测最好是在呼气期间，并且吸气流量—容积曲线无法区分慢性支气管炎和肺气肿，无法检测小气道阻力或检测膈肌疲劳。

问题2： B是正确的。 慢性支气管炎时3期斜率增加是因为通气减少的肺单位在吸气时间接受更少的氧气，并且倾向于最后排空。其他选择错误。轻度COPD单次呼吸氮测试可为异常，通气不良的肺单位最后排空。正常人最后呼出的气体来自肺上部，呼气流速在0.5 L/s以内。

问题3： C是正确的。 当小的外周气道阻力增加后闭合容积也会增加，因为它们在异常高的容积关闭。其他选择错误。闭合容积随年龄增加，它的重复性很差，对于轻微肺部疾病的患者它能提供很多信息，轻度COPD时闭合容量增加。

问题4： B是正确的。 这位女性患者肺量计测定中低的FEV_1/FVC表明有气流阻塞。这是动态的气道压缩导致。肺气肿患者肺的顺应性增加，同时由于肺弹性回缩力的降低，导致气道径向牵引力降低，但血气屏障厚度正常。尽管由于过度的膨胀引起收缩效率降低，但这些患者膈肌未出现无力。

问题5： D是正确的。 虽然吸烟者通常会发展成阻塞性肺疾病，但是肺量计测定与限制性发展过程是一致的，例如肺纤维化。哮喘、慢性支气管炎和慢性阻塞性肺疾病会导致气流阻塞,而肺动脉高压通常肺量计测定正常。

问题6：　E是正确的。　肺量计测定时足够的用力可得出峰值呼气流速的增加,但是不会改变呼气末流速,此时流速被动态气道压缩限制。更用力时,潮气量可能会增加,然而,流量—容积曲线的吸气及呼气支变水平常发生于各种情况下的上呼吸道阻塞,而不是患者用力呼吸做功情况下。

问题7：　D是正确的。　气道阻塞的患者流量—容积曲线常出现一个"铲出"现象。气道分泌物的增加可引起气道阻力的增加。肺实质纤维化和弹性回缩增加时通常流速正常,但肺活量减少。增加气道的径向牵引力将改善而不是限制气流。肺毛细血管数量对肺量计测定没有影响。

第二章

问题1：　D是正确的。　当2,3-DPG增加时,氧气更易被卸载,因为血红蛋白对氧的亲和力下降,也就是氧解离曲线右移。而其他选项增加氧的亲和力。

问题2：　A是正确的。　一旦$PaCO_2$升高并且pH降低,表示呼吸性酸中毒。但是pH 7.20太低,不能用二氧化碳分压50 mmHg来解释,因此一定伴有代谢性酸中毒。这在手术后很常见,因为血流减少导致组织缺氧从而产生乳酸。

问题3：　D是正确的。　如果吸入100%的纯氧氧分压仍无法达到预期水平,那么此时引起低氧血症的唯一机制是分流。在其他引起低氧的机制中,吸入纯氧后氧分压都能达到预期水平,尽管严重的通气—血流比不匹配时达到预期水平需要较长的时间。

问题4：　E是正确的。　在高海拔地区运动是氧在正常肺弥散受限的少数情况之一。其他4种都没有由于弥散功能障碍使气体运输受限。因此,弥散能力加倍没有任何作用。

问题5：　E是正确的。　pH降低表明酸中毒,但$PaCO_2$降低意味着不是呼吸性酸中毒。此外,碳酸氢盐浓度25 mmol/L为正常或略高,这排除了是代谢性酸中毒。因此,一定存在实验室错误。

问题6：　D是正确的。　患者的FEV_1/FVC比值和TLC正常,但一氧化碳弥散能力下降。这可能是由于贫血引起的,因为血红蛋白浓度降低导致检测时摄取通过肺泡—毛细血管屏障的一氧化碳减少。哮喘和慢性阻塞性肺疾病导致FEV$_1$/FVC比值降低,特发性肺纤维化降低TLC,结节病对肺功能检测有不同的影响。

  问题7: B是正确的。 动脉血气表现出原发代谢性酸中毒伴呼吸代偿,可见于糖尿病酮症酸中毒。慢性阻塞性肺疾病急性加重,病态肥胖和阿片类药物过量与原发性呼吸性酸中毒有关,而严重的呕吐会引起原发性代谢性碱中毒。

  问题8: B是正确的。 随着高海拔的上升,通过肺泡—毛细管屏障弥散压力的梯度减小。这将降低肺毛细血管中氧分压的上升速度。由于外周化学感受器刺激增加而在海拔上升后可引起过度换气。这会引起呼吸性而不是代谢性碱中毒。分流比在海拔上升后没有变化,而一氧化碳的扩散能力实际上可能增加,因为心输出量的增加导致毛细血管在开放和扩张。

  问题9: A是正确的。 从情况A到情况B的变化与肺泡氧分压增加和肺泡二氧化碳减少有关,变化过程与过度换气一致。焦虑是这些选项中唯一会引起过度换气的,其他选项都会导致通气不足。

  问题10: D是正确的。 患者有低氧血症以及肺泡—动脉氧分压差增加(39 mmHg)。这在通气—血流比不匹配的情况下可见。也可见于分流时,但答案中没有这个选项。因动脉血二氧化碳分压正常,所以不存在通气不足。而患者处于海平面水平也可以排除低吸入氧分压。在静息时,海平面水平,也不会因弥散障碍导致低氧血症。

第三章

  问题1: D是正确的。 肺上部的肺泡比底部的大,因为肺组织因其重力而变形(图3.4)。所有其他选择都是错误的,因为这些指标在肺尖都是变小的。

  问题2: B是正确的。 β$_2$-激动剂可降低哮喘患者的气道阻力,是最有价值的药物之一。其他的选项不正确。高肺容量时气道阻力降低。哮喘通常不发生肺泡壁的破坏。气道阻力因气道阻塞而增加,如分泌物增加。气道阻力也因支气管平滑肌肥大而增加,因此我们可以预计一些肌肉的丢失会降低阻力。

问题3： A是正确的。 二尖瓣狭窄患者往往心输出量减少,因此在较低强度运动时骨骼肌灌注受损。引起血乳酸增加。乳酸会刺激通气,因此会促进二氧化碳排除,导致呼吸交换率上升大约1。其他选项是不正确的。呼吸交换率高与通气量异常高、心输出量异常低有关,与肺顺应性和弥散能力不相关。

问题4： E是正确的。 通气—血流扫描图显示肺的一个区域有通气但没有血流,这可见于肺栓塞。哮喘和慢性阻塞性肺疾病恶化会导致通气图像的不均一,而不是血流图像,而气胸可能显示同一区域的通气和血流都受损。心肌梗死不会影响通气或血流图像。

问题5： E是正确的。 功能性残气量由肺和胸壁的回弹力平衡决定。对于有阻塞性肺病如肺气肿的患者,由于肺回缩力降低,功能性残余容量将增加。这些患者的气道阻力、总肺活量和肺顺应性往往增加,而一氧化碳的弥散能力则降低。

问题6： B是正确的。 体积描记术可以测量肺中的所有气体,而氦稀释技术只看到肺与口腔相通的那些区域。因此,闭合气道以下的区域是导致体积描记图的值高于氦稀释技术的原因。这种现象可以在慢性阻塞性肺疾病患者身上看到,其他选项中的其他疾病不会导致这种现象。

第四章

问题1： B是正确的。 小叶中央性肺气肿最初发生在肺叶上部,图4.5A。其他选项是不正确的。由 α_1-抗胰蛋白酶缺乏引起的肺气肿通常先影响肺底。其他选项没有典型的区域分布特点。

问题2： C是正确的。 A型患者的肺顺应性往往会大幅度增加。其他选项是不正确的。这些患者咳嗽痰量少,肺容量大,低氧血症较少,发展为肺心病的也较少。有些人可能会质疑C是否总是正确的,但其他选项显然是错误的,所以C是最好的答案。

问题3： E是正确的。 当哮喘患者用支气管扩张剂治疗时,FRC常下降。但是,更重要的是,所有其他选项显然都不正确。所有这些用力呼气的测量值在使用支气管扩张剂后通常都是增加。

问题4： C是正确的。 信息提示该患者患有慢性阻塞性肺疾病,胸部X线片上血管影减少。这些患者胸骨后空腔通常会增大。双侧肺门淋巴结病变与结节病和淋巴瘤有关,而弥漫性肺纤维化可见网状影,肺水肿可见双侧肺部模糊影。

问题5： D是正确的。 这名年轻女性患有哮喘且控制不佳。因为哮喘是一种炎症性疾病,她应该开始每天使用吸入用皮质类固醇。但许多医生认为吸入用长效 β_2 受体激动剂不应作为首选控制症状的药物,除非患者已经使用吸入类固醇。而列出的其他药物不适合作为一线药物。

问题6： B是正确的。 这个患者是一个吸烟者且存在气流阻塞,他比一般慢性阻塞性肺疾病者年轻。他的年龄,吸烟史,以及胸部影像肺部的透光区域主要位于肺基底部的事实表明他有 α_1-抗胰蛋白酶缺乏症,这导致了一种全肺泡型肺气肿。早期出现这种情况的患者通常是 Z 基因的纯合子,且常发生肺外疾病。肺气肿发生于双侧,可以用 α_1-抗胰蛋白酶替代治疗。

问题7： E是正确的。 这名女性患有慢性阻塞性肺疾病。气体潴留通常会导致这些患者的残气量增加。由于肺回缩力降低,功能残气量增加,然而由于气体交换的表面积损失,导致一氧化碳的弥散能力降低。肺总量和RV/TLC比值通常因气体潴留和肺顺应性增加而增加。

问题8： E是正确的。 通气—血流比不匹配是急性重度哮喘患者低氧血症的主要原因。当气道黏液堵塞时可能发生分流,这可能导致她的低氧血症。患者无换气不足。过度通气会在没有通气—血流比不匹配的情况下增加 PaO_2。弥散能力的损伤不是造成这些患者低氧血症的原因。

第五章

问题1： C是正确的。 本病例的临床和影像学表现与弥漫性间质纤维化一致。由于气道的径向牵引力增加,FEV_1/FVC 比值通常会增加。FEV_1、FVC 和 TLC 降低,与肺容量相关的气道阻力也会降低。

问题2： A是正确的。 弥漫性间质性肺纤维化患者的动脉氧分压通常在运动时会下降。其他选项不正确。低氧血症主要由通气—血流比不均引起,而不是由弥散能力损伤引起,尽管这可能导致运动时低氧血症的原因。运动时弥散能力通常很少增加。二氧化碳潴留不是其特点,运动时会发生低氧血症,通常与心脏输出量小幅增加有关。

问题3：　D是正确的。　气道径向牵引力增加解释了与正常受试者相比,肺容积相关的较高流速。其他选项不正确。高流速与呼气肌无关,气道直径较大,动态压缩气道的可能性比正常受试者小,气道阻力会降低。

问题4：　A是正确的。　肌萎缩侧索硬化（ALS）和特发性肺纤维化可引起限制性病理生理改变。因为肺纤维化使血气屏障变厚,一些毛细血管消失。这些患者一氧化碳的弥散能力会下降。而ALS患者的肺实质,气体表面交换和弥散能力正常。这两名患者的FEV$_1$、FEV$_1$/FVC 比值、FVC 和肺总量结果相似。

问题5：　D是正确的。　这名女性患者有张力性气胸的证据,可能是慢性阻塞性肺疾病有关的肺大泡破裂所致。这是一种医疗紧急情况,应该用紧急穿刺针对受影响一侧进行减压治疗。其他诊断测试或干预措施都不合适。

问题6：　D是正确的。　本病例的临床和影像学资料表明,该患者可能有弥漫性间质纤维化。在肺功能测试中,这些患者表现出FEV$_1$、FVC、TLC和DLCO降低。FEV$_1$/FVC 比值正常,在某些情况下会增加。

问题7：　C是正确的。　双侧肺门淋巴结病患者的非干酪性肉芽肿的发现表明其患有结节病。因为他没有症状,他的肺功能可能正常。从他的疾病表现来看自发性缓解是很常见的。在其他器官有可能受损的情况下,他不进行治疗并不必然会发展成肺纤维化。在没有严重肺部疾病的情况下,他的动脉氧分压是正常的。

第六章

问题1：　C是正确的。　如果血液的胶体渗透压降低,液体进入毛细血管也趋于减少。其他选项不正确。肺泡上皮细胞的通透性与毛细血管腔和肺泡壁间质之间的液体运动无关。毛细血管静水压降低,间质静水压增加,间质胶体渗透压降低,都会使液体从间质进入毛细血管腔。

问题2：　A是正确的。　在早期间质水肿中,液体从毛细血管进入间质毛细血管壁厚的一侧,没有液体进入薄的一侧。其他选项不正确。肺泡上皮对水的通透性很低,薄侧屏障的强度主要取决于细胞外基质中的IV型胶原,少量蛋白质穿过毛细血管内皮,而水被肺泡上皮细胞主动地从肺泡腔转运出去。

问题3: E是正确的。 在早期间质水肿中,液体聚集在肺小动脉和静脉周围。其他选项不正确。如上述问题2的答案所述,来自毛细血管腔的液体不会进入血气屏障的薄侧。肺水肿早期,肺淋巴流量增加。然而,间质性水肿时,液体不会进入肺泡。在早期间质水肿时,当液体进入间质时,间质内的静水压升高,这往往抑制液体从毛细血管腔向间质的进一步移动。

问题4: A是正确的。 间质性肺水肿很难发现,近胸膜表面可出现短的、线性的、水平的标记,即胸片上可见的间隔线。其他选项不正确。肺顺应性可能下降,肺淋巴流量增加,气体交换几乎没有损害,当然也没有严重的低氧血症,肺泡水肿时胸片上出现绒毛样阴影,而间质水肿时没有。

问题5: C是正确的。 血液流经肺泡水肿的肺区域构成了分流,因此,吸100%氧气时,动脉氧分压也不能上升到预期水平。其他选项不正确。因为存在一些气道被液体阻塞,肺顺应性降低,气道阻力增加,呼吸通常浅而快,但水肿不会引起胸痛。

问题6: B是正确的。 栓塞区无法清除二氧化碳,因此增加了生理无效腔。其他选项不正确。二氧化潴留症状不典型;会出现肺动脉高压,而不是低压;通常不出现干湿啰音;而心输出量经常下降。

问题7: B是正确的。 长时制动后突然出现呼吸困难和胸痛,检查时发现下肢不对称水肿,这时高度考虑肺栓塞。最合适的检查是胸部的增强CT。肺血管造影是诊断肺栓塞的金标准,但具有很强的侵入性,一般不在普通CT扫描前进行。在这种情况下,其他选择不能正确的诊断。

问题8: B是正确的。 该患者因左心衰竭引起肺水肿最终导致肺动脉压升高。左心室衰竭引起左心室舒张末压和左心房压升高,从而导致肺动脉压升高。如果没有结节病的其他证据,小动脉肉芽肿性炎症不太可能。肺血流量增加见于室间隔缺损或动脉导管未闭,左心室衰竭时不会出现。她的病史与任何一种特发性肺动脉高压都不一致,后者会导致小动脉结构改变,或复发血栓栓塞。

问题9: E是正确的。 该患者可能患有高原性肺水肿(HAPE),这是由于过度缺氧性肺血管收缩所致。小动脉收缩不均匀,导致未能免于高压的毛细血管床出现压力衰竭进而出现超微结构变化。因此，左心室功能正常，左心房压正常，而胶体渗透压和间质压不受影响。脓毒症比高海拔更容易增加毛细血管通透性。

问题10：　C是正确的。　这名患有严重慢性阻塞性肺疾病的患者现在有肺心病的症状，包括颈静脉怒张、体重增加、双侧腿水肿和心电图特征性改变。确诊最合适的检查是超声心动图。由于已知他患有慢性阻塞性肺疾病，肺量计测定无法提供进一步的有用信息。因为对静脉血栓栓塞的怀疑度较低，故双相超声和增强CT没有指征。支气管镜检查对肺心病的评估没有帮助。

第七章

问题1：　D是正确的。　烟雾中的氮氧化物引起上呼吸道炎症，可能是慢性支气管炎的一个因素。其他选项不正确。臭氧主要不是由汽车发动机产生的，而是由阳光对大气中碳氢化合物和氮氧化物的作用产生的。硫氧化物的主要原因是燃烧含有硫的矿物燃料。洗涤燃气在去除颗粒物方面很有效，但价格昂贵。

问题2：　B是正确的。　大量吸烟的人可能会有高达10%的血红蛋白与一氧化碳结合，有证据表明这会损害认知能力。其他选项不正确。吸入的烟雾含有大量一氧化碳。尼古丁非常容易上瘾。吸烟是冠心病的一个重要危险因素，吸入香烟烟雾中污染物的浓度通常高于烟雾中污染物的浓度。

问题3：　E是正确的。　如果矿工通过鼻子呼吸，大部分较大的颗粒都会聚集在鼻腔。其他选项不正确。咳嗽有助于清除颗粒物，但不能防止其沉积。运动可增加肺通气，从而增加沉积。非常小的灰尘颗粒通过沉降或扩散而沉积，快速深呼吸可增加沉积。

问题4：　E是正确的。　在某些疾病如哮喘时黏液膜会发生改变，在这些疾病中，纤毛变得坚韧而难以移动。其他选项不正确。尽管气道上皮中的杯状细胞产生一些黏液，但大多数黏液来自气道壁的浆膜黏液腺。颗粒在气管内比在周围气道内移动得快得多。纤毛通常每秒摆动20次左右，正常清除大约1天就完成了。

问题5：　D是正确的。　非小细胞支气管癌很常见。其他选项不正确。

在美国,肺癌现在比乳腺癌是更为常见的死亡原因;香烟烟雾中的致癌物质(统称为焦油)尚未完全确定;肺功能测试在早期诊断该疾病方面没有作用,并且一些早期癌症在X线胸片上看不到改变。

问题6:　A是正确的。　这个患者的许多特征表明他患有弥漫性肺纤维化。考虑到他在船厂从事绝缘工作,胸片上有钙化的胸膜斑块,这很可能是石棉造成的。他的肺量计测定与慢性阻塞性肺病不一致,X线胸片和暴露史与铍中毒、煤尘肺或硅肺病不一致。

问题7:　B是正确的。　肺孢子虫肺炎的诊断应始终评估潜在的免疫抑制,特别是人类免疫缺陷病毒(HIV),因为它在有免疫能力的个体中是罕见的。汗液氯化物检测用于评估囊性纤维化情况。HIV阳性患者患肺结核的风险增加,但在这种情况下,皮肤测试没有帮助。肺量计测定和超声心动图是没有用的。

问题8:　C是正确的。　大颗粒物(直径大于20 μm)极有可能被鼻部清除或影响鼻咽部的气道黏膜。中等大小颗粒(1～5 μm)通过沉降在终末和细支气管内沉积,而非常小的颗粒(直径小于0.1 μm)在小气道和肺泡内扩散沉积。

问题9:　A是正确的。　在肺炎时,受疾病影响的肺通气不足,如果这部分肺仍有灌注,由此产生的分流可导致低氧血症。肺炎患者通常痊愈,无残留病理改变。大多数患者不太可能有二氧化碳潴留,因为肺其他部位的通气量会相应增加。在常规培养基上,军团菌等肺炎的一些常见细菌很难生长,而感染区域的血流量往往会减少,一部分原因是缺氧性肺血管收缩引起。

问题10:　B是正确的。　男性囊性纤维化患者通常因精子运输缺陷而不孕。黏液纤毛功能障碍是这些患者的主要问题,这些患者通常其他器官(包括胰腺和肝脏)也会患病。患者需要终身治疗,但通过有效的治疗,他们可以活到40多年。

第八章

问题1:　B是正确的。　严重慢性阻塞性肺病和二氧化碳潴留的患者(该患者的二氧化碳分压为50 mmHg),通常通气部分由低氧分压驱动。如果用100%的氧气治疗,这种驱动力会被消除,并且可能会随着二氧化碳分压的增加而减少通气。由于低氧性肺血管收缩减少,通气—血流比变化也是部分原因。其他选项不正确。给氧不会增加气道阻力或降低心输出量。选项D和E是无关的。

问题2: A是正确的。 慢性阻塞性肺疾病的恶化可导致动脉二氧化碳分压增加,从而导致呼吸性酸中毒。其他选项不正确。机械通气和使用抗生素将减少二氧化碳潴留的趋势。肾潴留更多碳酸氢盐可代偿性减轻代谢性酸中毒。

问题3: C是正确的。 急性呼吸窘迫综合征患者通常有严重的低氧血症,由广泛的通气—血流比不匹配引起,包括血液流经不通气的肺(分流)。其他选择是不正确的。肺顺应性和FRC通常会降低,并发生大量的分流。尽管存在严重的通气血流比不匹配,但一些患者的二氧化碳分压较低或正常。

问题4: E是正确的。 早产后不久出现低氧、呼吸衰竭并伴有弥漫性改变,通常是由于肺表面活性物质不足引起的婴儿呼吸窘迫所致。除支持性治疗外,适当的治疗还包括予表面活性物质吸入。在这种情况下,支气管扩张剂不会有用,因为病理生理的改变与广泛的肺泡不张有关。利尿剂和地高辛也不会被使用,因为婴儿没有心力衰竭。

问题5: B是正确的。 严重慢性阻塞性肺病患者的急性加重通常导致通气—血流的关系恶化。其他选择是不正确的。慢性阻塞性肺疾病恶化会增加气道阻力,动脉的pH通常会因为呼吸性酸中毒而下降,肺泡—动脉氧分压差也如常。

第九章

问题1: E是正确的。 吸入50%的氧气将使吸入氧分压从正常值约150 mmHg升高到约350 mmHg。因此,如果二氧化碳分压没有变化,我们可以预期动脉氧分压会升高大约200 mmHg。其他选择是错误的。

问题2: D是正确的。 动脉氧分压会上升,因为氧气溶解于非分流的血液中。然而,由于分流,它不可能上升到600 mmHg。因此,唯一可能的正确选择是C和D。图9.3和随附文本显示,增加将超过10 mmHg。在C和D之间选择是一个挑战。

问题3： B是正确的。 血液中一氧化碳的存在增加了血红蛋白对氧的亲和力。其他选项不正确。一氧化碳中毒患者可能有正常的动脉氧分压，如果他们补充氧气，氧分压甚至会升高，但这不会影响P_{50}。其他选择都会导致血液P_{50}增加。

问题4： C是正确的。 经鼻导管吸入的氧气浓度会随着呼吸方式和患者是否部分通过嘴呼吸而发生很大变化。其他选项不正确。大多数患者使用鼻导管比面罩更舒适，可以获得大约25%的吸入氧浓度，且不影响说话，而且在大多数患者中，二氧化碳分压不会上升。呼吸衰竭患者其呼吸驱动部分来自低氧血症，动脉氧分压的增加通常不足导致这种情况发生。

问题5： E是正确的。 氧的溶解度为0.003 mL/100 mL血。三个大气压相当于2 280 mmHg，因此当吸入氧浓度为100%时，我们可以预期吸入的氧分压会上升到2 000 mmHg以上。因此，溶解氧的量约为6 mL/100 mL。

问题6： C是正确的。 当给予高浓度氧气时，低通气—血流比的肺单位向血液输送氧气的速度可能比氧通过机械通气进入肺泡的速度快，因此，肺泡会塌陷。其他选项不正确。肺表面活性物质不受影响。氧中毒可引起肺水肿，但这不是肺塌陷的机制。间质性肺水肿可能发生在小气道周围，但这不是这个问题的机制，小气道也没有任何炎症变化。

问题7： A是正确的。 补充供氧后动脉氧分压和脉搏氧饱和度的显著增加降低了对周围化学感受器刺激，导致每分钟通气量和肺泡通气量减少，动脉二氧化碳升高。因为肺泡氧分压随着氧气的补充而增加，通气—血流比将恶化而不是改善。血红蛋白—氧离解曲线因动脉二氧化碳分压的增加而向右移动，但不会引起高碳酸血症。血红蛋白氧饱和度的增加减少了血红蛋白链上氨基甲酸的形成，而动脉二氧化碳分压升高导致动脉pH的降低。

第十章

问题1： C是正确的。 当吸入氧浓度大幅度增加后，ARDS患者的动脉氧分压没有显著升高时，适当的干预措施是增加呼气末正压（PEEP）。增加潮气量和（或）呼吸频率将增加每分钟通气量，但由于严重的通气—血流比例失调和分流，动脉氧分压不会增加。增加流速会延长呼气期，但不会影响氧合，如果使用相同的吸入氧浓度和PEEP，改变为压力控制通气也不会影响氧合。

问题2： A是正确的。 因为随着正压通气的开始,静脉回流减少,患者的血压可能会下降。由于失血性休克,患者情况会恶化。张力性气胸可导致低血压,但考虑到她双肺可闻及呼吸音,气管处于中线位置,这是不太可能的。高碳酸血症、吸收性肺不张和插管进入右主支气管都不会影响她的血压。

问题3： C是正确的。 题中描述对应于机械通气的压力控制模式。压力支持还包括将吸气压力升高到设定的PEEP以上的设定值,但没有设定呼吸频率,当流量减少到一定程度时,吸气压力停止,而不是在预先设定的时间段之后。容量控制包括给予预设的容量而不是吸气压力。在持续气道正压通气时,呼吸机在吸入或呼出过程中不会改变气道压力。高频通气是使用非常高的频率,非常小的潮气量(50 ~ 150 mL)。

问题4： B是正确的。 如果总通气量保持不变,可通过增加潮气量来提高肺泡通气量。这会提高肺泡通气与总通气的比率,但当然会降低呼吸频率。其他选项不正确。减少FRC不会直接影响通气,虽然这会导致区域肺不张。增加呼吸频率必然意味着降低潮气量,从而降低肺泡通气与总通气的比率。降低气道阻力,将不会改变肺泡通气。最后,向吸入的气体中添加氧气也不会改变肺泡通气。

问题5： B是正确的。 无创正压通气适用于慢性阻塞性肺疾病加重的患者,因为多项研究表明,正压通气用于这类患者可改善预后。无创通气对严重低氧呼吸衰竭(如ARDS)无效,也不适合预期需要长时间通气支持或气道分泌物过多和意识障碍的患者。通过气管切开进行通气适于肿块阻塞上呼吸道的患者。

问题6： E是正确的。 呼气末正压(PEEP)可减少静脉回流,因为它会增加胸腔内的压力。其他选项不正确。一般来说,增加PEEP会增加动脉氧分压,增加功能残气量,减少分流,但会增加生理性无效腔。

临床病例问题的答案

第一章

肺功能检测提示 FEV_1 降低而 FVC 在正常范围内，FEV_1/FVC 比值降低表明患者有气流阻塞。给予短效支气管扩张剂后，FEV_1 升高 0.2 L（改变了 7%），而 FVC 未改变，患者未达到支气管舒张剂反应标准（FEV_1 或 FVC 增加 12% 以上，且绝对值超过增加 200 mL 以上）。在年轻人中出现气流阻塞，通常绝大部分会认为是哮喘，但该患者的流量—容积曲线的吸气和呼气支都变扁平表明气流阻塞并不是因为哮喘，这种表现模式尤其与上呼吸道固定的阻塞相关。该患者随后进行胸部 CT 扫描，结果为广泛的淋巴结肿大压迫胸腔内气管。手术活检后来证实是由淋巴瘤引起。

第二章

2 周前在诊所进行肺功能检测显示严重的气流阻塞伴有残气量增加，但肺总量没有明显增加，支气管扩张剂没有反应。对于有长期吸烟史的患者，这些结果符合慢性阻塞性肺病（COPD）诊断。呼吸困难加重以及咳嗽频率和痰液性状的变化提示 COPD 在加重。检查结果全肺弥漫性哮鸣音，呼气延长和叩诊鼓音。一氧化碳弥散能力降低，表明患者的气体交换表面积减小。在气流阻塞的情况下出现这些异常，表明患者有肺气肿的基础。

动脉血气分析提示急性呼吸性酸中毒往往是 COPD 急性加重的表现。由于通气—血流不匹配引起了动脉二氧化碳分压增加和肺泡—动脉氧分压差增大（呼吸商=0.8 时为 22 mmHg）。此时用一个严密的面罩进行无创通气,提高吸气时的气道压力,增加总通气量和肺泡通气量,从而降低动脉二氧化碳分压。

第三章

这名患者因为她的宠物鹦鹉而患有过敏性肺炎。肺功能检查提示限制性病理生理改变。一氧化碳弥散能力降低提示限制性改变是肺实质病变引起的。由于肺的回缩力增加导致肺和胸廓的回缩力之间的平衡打破,功能残气量降低。残气量应该会降低,因为肺顺应性降低以及肺间质性疾病导致气道径向牵引力增加,也是意味着更多的空气在呼气时从肺部排出。她的肺实质病变进展引起肺顺应性降低,从而导致压力—容积曲线向下并向右移,且斜率低于正常人。通常阻塞性肺疾病时气道阻力增高,但在弥漫性肺间质病变中,气道不受影响,因而阻力应该是正常的。事实上,她的疾病导致气道的径向牵引力增加,那么无论肺容量多少,气道阻力都会低于正常人。不难预计在心肺运动试验期间,由于通气—血流比例失调和弥散功能障碍,该患者的动脉氧分压会降低。在运动中,混合静脉氧分压会因供氧减少而减少,这也会在通气—血流比不匹配的情况下发生低氧血症。

第四章

一名患者哮喘急性加重,功能残气量(FRC)和残气量(RV)与该患者正常健康状态相比增加。胸部X线片上表现肺过度膨胀与上述发现是吻合的。残气量增加是由于呼气时气道过早关闭,而功能残气量增加的原因尚不完全清楚。哮喘急性加重的患者在呼气期气流受阻,但患者往往主诉吸气困难。气道闭合和肺过度充气会导致机械性不利因素。其中一个重要的问题是导致膈肌变平,膈肌收缩效率受损。在这种情况下,低氧血症主要是由通气—血流比失调引起的,在严重的状况下,如果大量的黏液堵塞气道,分流可能起到一定作用。尽管患者表现为严重的呼吸困难,但由于低氧血症刺激外周化学感受器或刺激肺内受体引起通气增加,动脉二氧化碳分压在哮喘急性发作期通常较低。哮喘急性发作期出现动脉二氧化碳分压升高是一个病情恶化的指标,表明患者由于呼吸肌疲劳和严重的通气—血流比失调而出现呼吸衰竭。哮喘急性发作的治疗包括吸氧,全身使用糖皮质激

素和 β_2 受体激动剂雾化吸入。如果病情未能改善并表现出呼吸衰竭,就可能需要插管和机械通气。

第五章

一名支气管活检发现非干酪性肉芽肿而诊断结节病的患者,除了双侧肺门淋巴结病变以外,她的胸部X线片发现双肺野网格状阴影。结合胸片结果及肺功能表现 FEV_1 和 FVC 都降低,但 FEV_1/FVC 比率正常,不难看出病理生理学很可能表现为限制性通气功能障碍且具有低的肺总量。我们还可以通过放射学结果预计,她的血气屏障增厚以及许多毛细血管消失,因此一氧化碳弥散力会低。由于肺实质的改变,她的肺顺应性会降低,因此,压力—容积曲线将向下、向右移动,斜率低于健康人。动脉血气分析表现为正常酸碱状态或代偿性呼吸性碱中毒。后者常见于由于低氧血症并兴奋了外周化学感受器和或肺内受体而导致过度换气时。如果她的肺实质疾病在治疗后明显恶化,她可能最终发展为呼吸衰竭和进行性高碳酸血症,也可能引起代偿性呼吸性酸中毒。运动时,由于广泛的肺实质病变,通气—血流比失调显著增加,她的氧分压可能会下降,肺泡—动脉氧分压差会增大。

第六章

在骨盆修复或长骨骨折术后,急性胸痛、呼吸困难和低氧血症要高度考虑为肺栓塞,可通过CT肺血管造影出现充盈缺损来确诊。本例肺栓塞的主要危险因素是骨盆骨折及手术修复导致血管损伤,手术后缺乏行动能力也可能是危险因素之一。在这种情况下,通常会预防性给予普通肝素或低分子量肝素。由于血流受阻,超声心动图可能提示肺动脉高压。但这取决于栓子的大小,小的栓子影响较小,较大的栓子可能导致肺动脉高压。肺栓塞增加了生理无效腔,但她的动脉血二氧化碳分压仍然正常,因为总通气量增加了。在一些情况下,肺栓塞后的低氧血症、剧烈疼痛和焦虑会使患者的总通气量增加,此时可以看到低二氧化碳分压。低氧血症的发生主要是由于血液重新分布到肺部未栓塞区域而导致的通气—血流失调。

第七章

该患者患有肺囊性纤维化,是由多种突变影响了肺囊性纤维化跨膜调节因子(CFTR)而发展成多系统疾病。这些突变还引起钠和氯离子转运改变,从而影响黏液的清除,并导致气道堵塞以及其他器官导管的堵塞。黏膜纤毛运动减少会导致气道持续的炎症和感染,随着时间的推移,这会导致支气管扩张和气流阻塞。肺上部的管状结构是扩张的气道,提示支气管扩张。气道分泌物增多时,肺功能检查中表现为气流阻塞,包括$FEF_{25\%\sim75\%}$降低、RV/TLC比值增加和FEV_1/FVC降低。肺过度充气可导致高TLC,一些患者由于广泛的瘢痕形成后TLC下降最终引起混合性阻塞—限制性通气功能障碍。气道清洁措施,如定期运动,胸部物理疗法和其他设备以及药物如吸入DNA酶和高渗盐水对于这些患者的长期健康至关重要,因为它们有助于清除气道分泌物并缓解持续的气道炎症和导致疾病进展的感染。即使进行有效治疗,一些患者也容易发生咯血,这是由于持续的炎症可侵蚀增生的供应气道黏膜的血管。肺循环是在体循环压力下灌注,因此咯血量可达到危及生命的程度。

第八章

该患者因重症胰腺炎而发展为急性呼吸窘迫综合征(ARDS)。她在胰腺炎后7天内出现呼吸衰竭,严重低氧血症,PaO_2/F_IO_2比值低,胸部影像学呈双肺弥漫性模糊影,并且没有证据表明这与左心功能不全有关。由于肺的弥漫性损伤,呼吸系统的顺应性将显著降低,压力—容积曲线会向下和向右移动。其中一个表现是每次呼吸时,都需要呼吸机提供比较高的压力才能使肺充气。由于肺泡水肿和大量渗出物增大了肺泡表面张力,使得功能残气量减小。当她吸入氧浓度达100%时,动脉氧分压仅为66 mmHg,表明分流是引起低氧血症的主要原因,因为血液继续灌注充满水肿液和渗出液后无通气的肺泡。尽管存在严重的通气—血流不匹配和分流,该患者的动脉血二氧化碳分压可能正常甚至会降低,这是因为存在严重通气—血流不匹配时,输送到肺泡的大量气体足以维持动脉二氧化碳分压正常,但是严重通气—血流比不匹配时并不能维持动脉氧分压。但有的患者确实会发展成高碳酸血症。

第九章

这名患者患有左肺下叶肺炎,并伴有严重的低氧血症。吸入氧浓度为1.0时,动脉氧分压仅从55 mmHg提升到62 mmHg,说明分流是低氧血症的主要原因,血液继续灌注充满炎性渗出物所以无通气肺泡。发热导致血红蛋白—氧解离曲线向右移动(P_{50}增加),也就是说,同样的动脉氧分压下,氧饱和度更低。如果心输出量没有增加以补偿氧饱和度的降低,组织氧输送将减少。加上感染和发热时氧耗增加,氧输送的减少,将引起组织氧摄取增加和混合静脉氧含量下降。从动脉氧合的角度来看,这是不利的,因为氧含量低的混合静脉血流经左肺下叶的毛细血管网时不能进行氧合。机械通气时提高吸入氧浓度,氧合仍没有改善,可以增加呼气末正压(PEEP)以改善低氧血症(见第十章),但这在诸如大叶性肺炎等局灶性病变时通常无效。还可以考虑给该患者输血,因为提高血红蛋白浓度能增加组织氧输送和混合静脉氧含量。在分流的情况下,增加混合静脉氧含量可以改善动脉氧含量。

第十章

该患者因重症肺炎导致呼吸衰竭而插管。插管前,她有严重的低氧血症合并动脉二氧化碳分压升高,表明肺泡通气量不足。通过起初的容量控制通气,提供充足的每分钟通气量来保证有效的肺泡通气,清除组织产生的二氧化碳,动脉二氧化碳分压继而降低了。尽管肺泡通气量增加了,但与总通气量增加的幅度并不相同,因为机械通气同时增加了肺泡无效腔和解剖无效腔。肺容量的增加和PEEP的应用使气道径向牵引力增大是引起解剖无效腔增加的一个因素。气道压力增加也会使血流从通气区转移,导致部分区域通气—血流比值增大甚至根本没有灌注。

插管后的胸部X线片显示双肺弥漫性模糊影,且伴严重低氧血症,表明她出现肺炎的并发症急性呼吸窘迫综合征。这些模糊影提示肺顺应性降低,因此将需要比正常肺更大的压力,才能使她的肺充气至所需的潮气量。当吸入氧浓度为100%时,动脉氧分压仍低,这时应该将PEEP提高到

5 cmH$_2$O以上,使呼气末肺容量增加防止肺不张,从而改善气体交换。患者的血压可能会因为肺炎引起的感染性休克而降低,也可能与机械通气有关。正压通气增加胸腔内压,会降低静脉回流量和心输出量,尤其是当患者的容量不足如常在脓毒症时所见到的一样。